大腸がん
手術後の生活読本

がん・感染症センター 都立駒込病院　大腸外科部長
高橋慶一

主婦と生活社

はじめに

大腸がんは、近年増加しています。『がんの統計'17』によれば、一年間に新たに診断された大腸がんの患者数は男性で七万四八八一人、女性で五万六五〇八人でした。すべてのがんのうち男性は第三位、女性は第二位を占め、日本人に多いがんになっています。

このように患者数が増えている大腸がんですが、診断から治療に至るまで、大腸がんに関する領域は目覚ましく進歩を遂げています。外科治療においても、自律神経温存手術や器械吻合および腹腔鏡手術の導入で、機能温存や、からだに負担の少ない手術が行なわれるようになりました。しかし、大腸がんの手術後においては、がんの再発に対する不安だけでなく、手術後の排便機能や人工肛門の問題など、日常生活に大きくかかわる問題も抱えており、いまだ解決できていない部分もたくさんあります。無事に手術が終わっても、その後はどう過ごしたらよいのか戸惑いを感じている患者さんも少なくないでしょう。

そこで本書では、大腸がんの最新の治療を概説するとともに、術後の回復のコツ、日常生活のあり方、排便のコントロールのしかたなどに力点を置き、術後のがんとの付き合い方や、社会復帰をスムーズにする生活法について、解説しました。

本書が、大腸がんと正面から向き合って、自分らしく生きていくための一助となることを祈念します。

がん・感染症センター　都立駒込病院　高橋慶一

『大腸がん手術後の生活読本』もくじ

第1章 スムーズな社会復帰のために

第2章　手術後の補助療法を受けるとき

第3章　ストーマ（人工肛門）をつけたとき

第4章 手術後の快適な暮らしのために

第5章 再発・転移への備えと治療法

手術後の不安と疑問に答える 大腸がんQ&A

第1章

スムーズな社会復帰のために

自分の受けた手術を知っておこう

まずは主治医に手術の詳しい説明を受ける

大腸がんは、早期に発見して適切な治療を受ければ生存率が高く、完治も可能な病気です。手術後も、医師の指示を守って療養すればスムーズに回復し、退院できます。個人差はありますが、比較的早い段階での社会復帰も可能です。

ただし、受けた治療の内容によっては、術後の回復の早さやあらわれやすい症状が異なります。退院後の日常生活をより快適に過ごすために、医師に次の点をよく聞いておきましょう。

①どこにどの程度進んだがんがあったか
②どのような治療を受けたのか
③今後は何に気をつけて過ごせばよいか

予後や生活の注意もよく確認する

大腸の一部を切除してつなぎ合わせる手術（吻合《ふんごう》術）をした場合、便が吻合部（つなぎ合わせた部分）を通過するようになるまでの経過日数が必要です。

便の状態も、腸のどの部分を切除したかで少しずつ異なります。また、頻度は少ないものの、手術の影響で出血したり、腸が癒着《ゆちゃく》して腸閉塞《へいそく》の状態となり再手術が必要となることも、なかにはあります。

直腸がんによる肛門《こうもん》切除で人工肛門（ストーマ）を造設した場合は、そのケアを覚えて退院します。

こうした予後の違いからくる日常生活の注意点も、よく確認しておきましょう。

MEMO

大腸のしくみと働き

成人の大腸は長さ約一・五メートルで、盲腸、結腸、直腸に大きく分けられます。大腸へは、胃・十二指腸、小腸で消化された食物の残りカス（吸収されなかったもの）が運ばれてきます。大腸ではそこからさらに水分などを吸収して便を形成し、直腸の終点・肛門《こうもん》から排泄します。大腸の手術後は、一時的に腸の働きが低下するので、便の状態が手術前と異なります。

大腸がんの手術の種類

大腸のどの部分の手術を受けましたか？

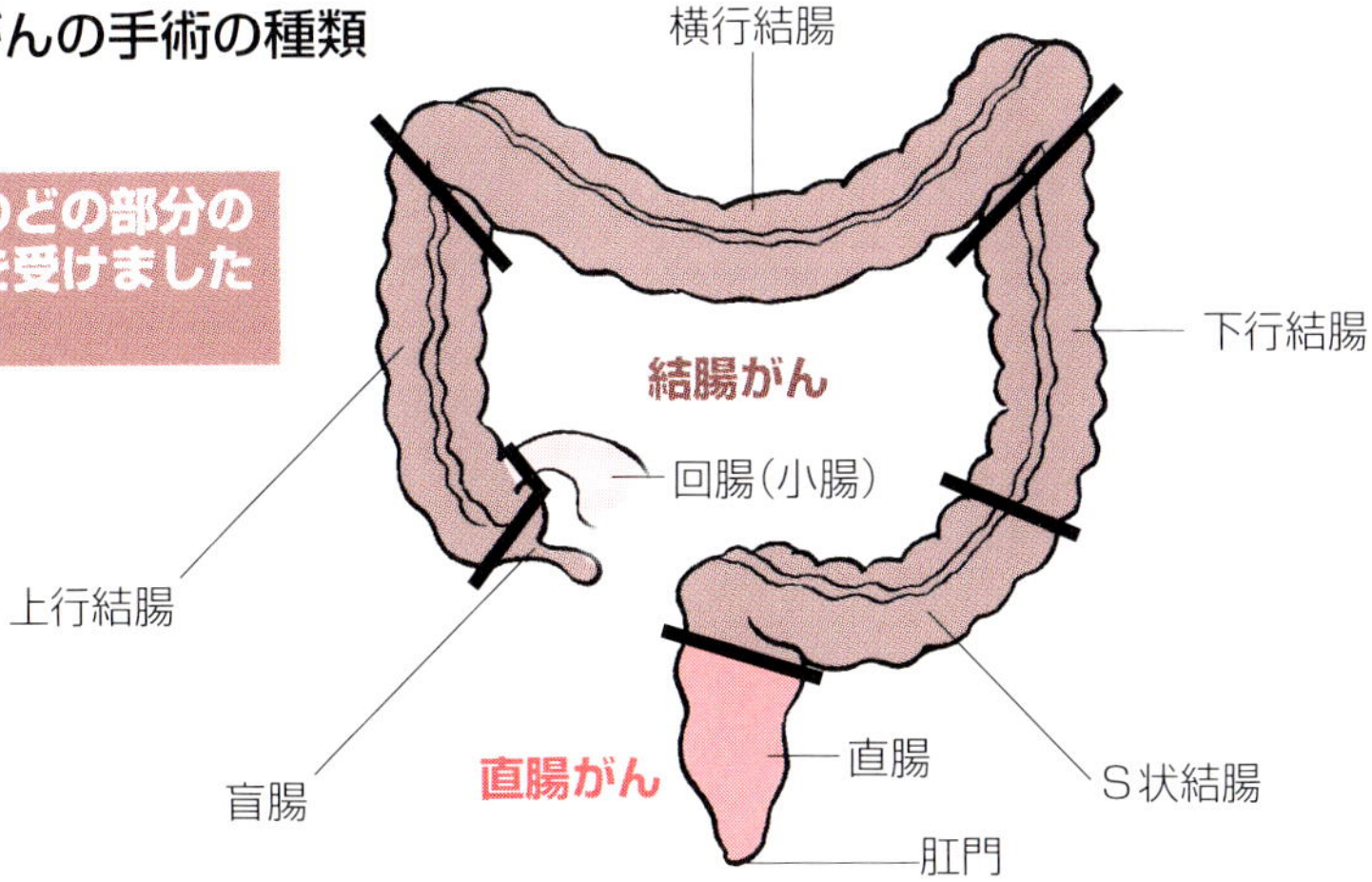
横行結腸
下行結腸
結腸がん
回腸（小腸）
上行結腸
盲腸
直腸がん
直腸
S状結腸
肛門

どのタイプの手術を受けましたか？

腹腔鏡手術	●腹部に数か所小さな孔をあけ、腹腔鏡（腹腔内をのぞき見る器具）を入れてがんを切除する ●傷が小さいので患者さんの負担は軽減されるが、腹腔内では開腹手術と同様に、がんのできている部分の腸管とその周囲の切除やつなぎ合わせ（吻合）が行なわれる ●手術後の排便の状態や生活の注意は、開腹手術の場合とほぼ同じ	
開腹手術	●開腹し、がんができている部分の腸管とその周囲のリンパ節を切除してつなぎ合わせる ●どの部分をどれだけ切除したかによって手術後の排便の状態や回復の早さ、日常生活の注意点などが異なる（結腸がんの場合→P12、直腸がんの場合→P13）	
その他	**内視鏡治療** 肛門から内視鏡（先端にカメラのついた器具）を入れてがんを切除する。小さい病巣の場合は入院療養の必要がないが、通常は切除後の安静が必要なため、数日間の入院療養が必要 **局所切除術（経肛門切除術）** 肛門から特殊な器具を入れてがんを切除する。入院療養が必要	●早期がんの一部に限られる治療法 ●おなかは切らない ●便の状態や日常生活は治療後もとくに変わらない

結腸がんの手術部位とあらわれやすい症状

上行結腸がん（結腸右側切除術）	上行結腸の全部または一部を切除し、回腸と横行結腸側をつなぐ（吻合） 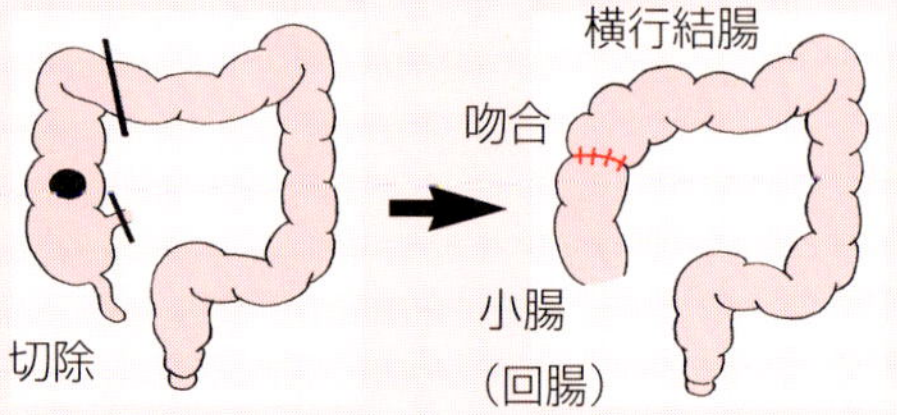
横行結腸がん（横行結腸切除術）	横行結腸の全部または一部を切除し、上行結腸側と下行結腸側をつなぐ 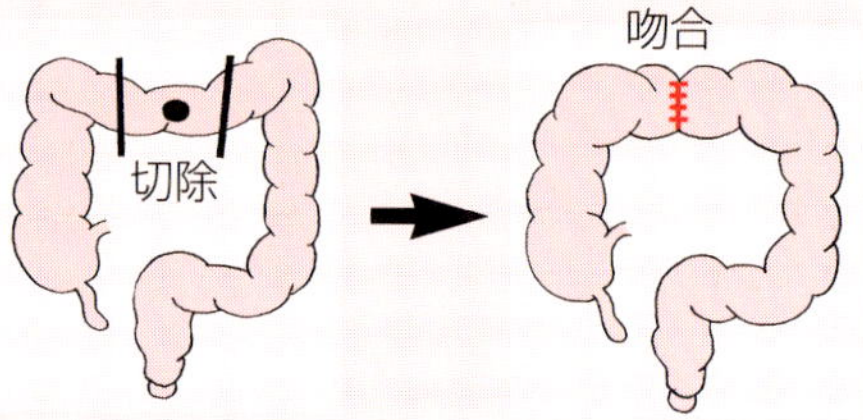
下行結腸がん（結腸左側切除術）	下行結腸の全部または一部を切除し、横行結腸側とS状結腸側をつなぐ 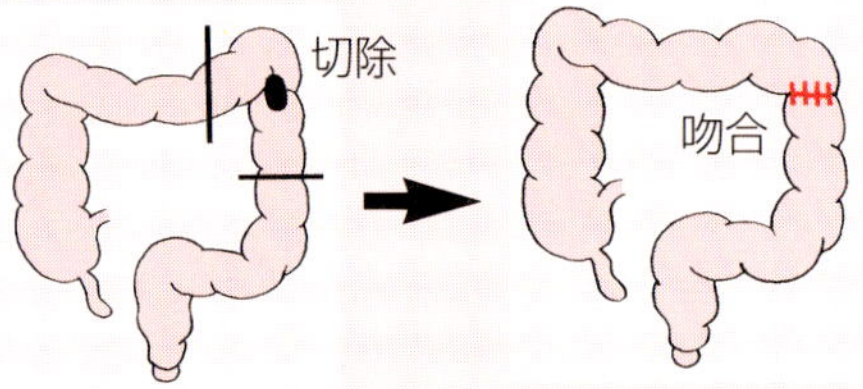
S状結腸がん（S状結腸切除術）	S状結腸の全部または一部を切除し、下行結腸側と直腸側をつなぐ 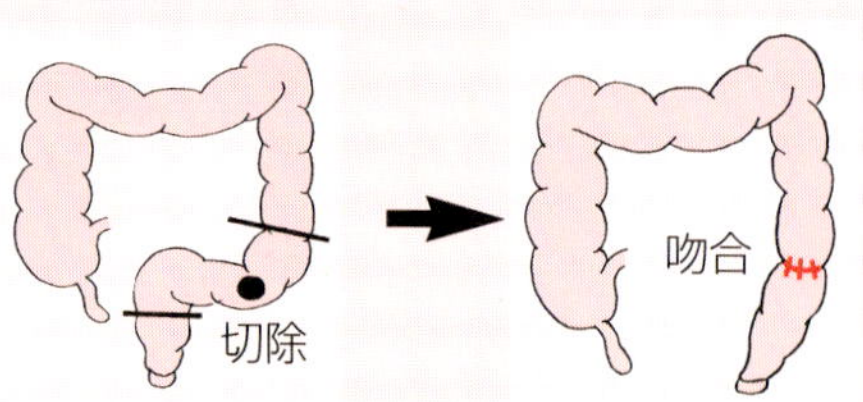

- 手術後は一時的に便の状態が水様～軟便となる
- 便の状態は、時間がたてば徐々に手術前の状態に近づく（通常2～3か月以内）が、個人差が大きい
- 一時的に腸の活動が低下するので、下痢や便秘になることもある
- まれに腸の癒着により腸閉塞が起こることがある

直腸がんの手術部位とあらわれやすい症状

がんが肛門から離れている場合	肛門機能温存術	肛門や肛門括約筋を残してがんのできている部分を切除し、腸管をつなぐ（吻合） 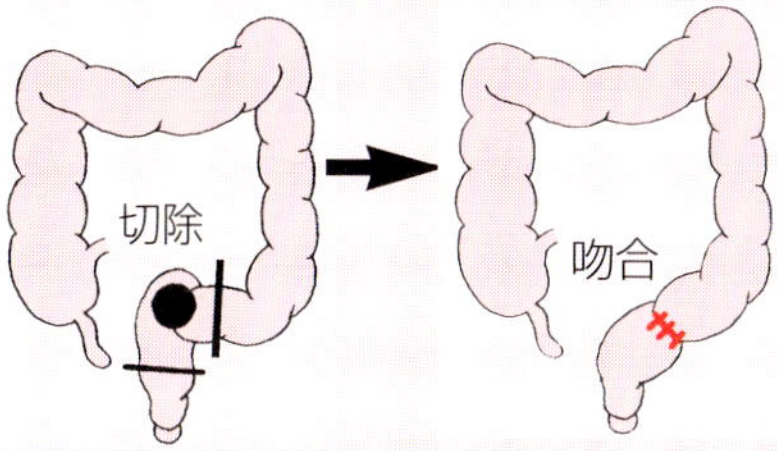切除 吻合	●手術直後は頻便（通常5～8回／日）になるが、しだいに減少し、2～5回／日に ●自然な排便が可能 ●直腸切除では便をためる容量が少なくなるためトイレの回数が多くなる（頻便）
		下部直腸がんで肛門付近の直腸や肛門と結腸をつなぎ合わせた場合は、一時的に人工肛門（ストーマ）を造設することがある 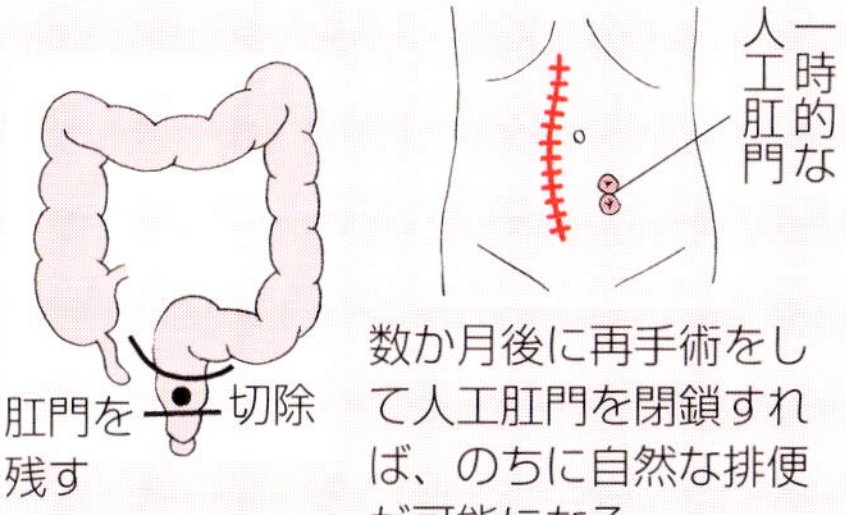一時的な人工肛門 肛門を残す 切除数か月後に再手術をして人工肛門を閉鎖すれば、のちに自然な排便が可能になる	●頻便（通常5～8回／日）になりやすい ●直腸切除による便の貯留能が低下 ●下痢のときは便が出てから気がつくことがあり、オムツやパッドが必要なこともある
がんが肛門の近くにある場合	直腸切断術	肛門周辺の皮膚を含めて直腸を切除。肛門の外側の皮膚はふさぎ、おなかに小さな孔をあけて人工肛門（ストーマ）を造設する 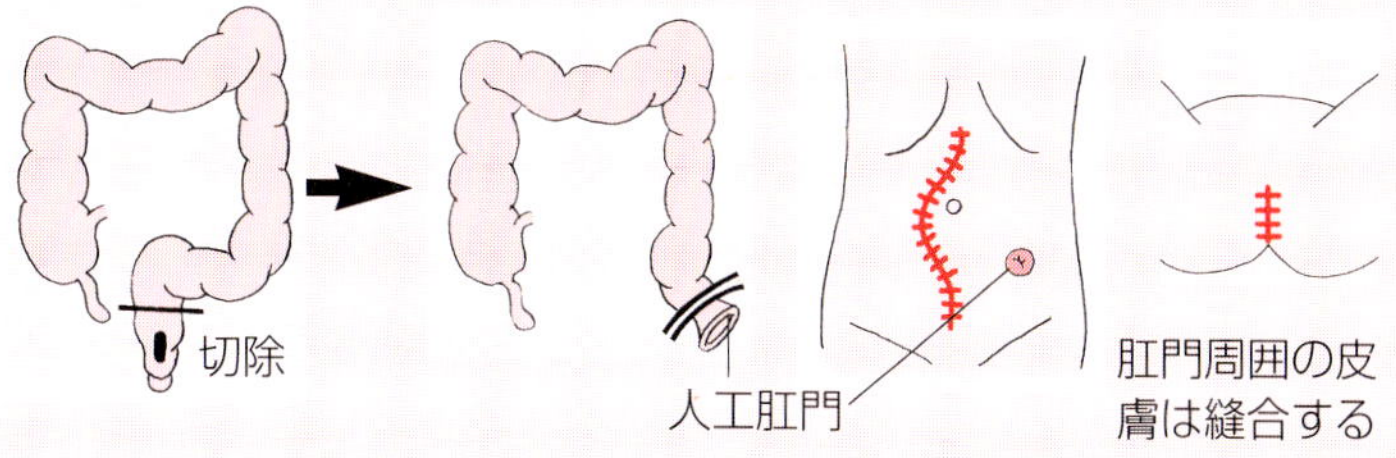切除 人工肛門 肛門周囲の皮膚は縫合する	●自分の意志とは関係なく便が出る ●ストーマケアが必要

どの段階で退院が許可されるか

順調な回復をめざしコンディションをととのえる

大腸がんの手術後、順調に回復し退院するには、次の点に注意してください。
①自分の病状をきちんと把握しておく
②手術後の経過説明をよく理解しておく
③食事の制限などは指示に従う
④食事は毎食均等に（朝と夜だけ食べて昼を抜くような食べ方は回復を妨げる）
⑤運動や入浴などは病院の指示に従う
⑥高齢の人は体力づくりを心がける
⑦精神の安定を心がける
⑧持病もチェックし、調整を行なう

体力低下は回復を遅らせるので、適度にからだを動かし、体力向上をはかりましょう。気持ちが落ち着かず、よく眠れない場合には、医師に相談して睡眠導入薬の処方を受けてもよいでしょう。

大腸がん以外に持病のある人は、入院前に検査を受け、血圧の安定や貧血改善、血糖値のコントロールなど全身状態の安定をめざします。手術後も同様に、全身の健康状態が保てるよう注意します。

手術後は合併症に注意する

手術では全身麻酔をかけることが多く、その影響で術後はたんが出やすくなります。このときうまくたんを吐き出せないと術後肺合併症を起こすこともあり、予防のため術前に呼吸訓練が行なわれることがあります。医師の指示に従い、合併症予防に努めましょう。

POINT

術後肺合併症とその予防

術後は、麻酔薬を吸った影響でたんが多くなりますが、腹部の傷が痛むため十分にせき込めず、たんが出しにくくなります。そのため肺にたんがたまり、肺炎や無気肺などを引き起こすことがあります。これを術後肺合併症といいます。手術前に深呼吸やたんの上手な出し方などを練習しておくと、予防になります。術後の強い痛みには、痛み止め薬を用います。

入院～手術～退院検討までのモデルケース

入院～手術前日	●検査(血液検査、X線撮影、心電図、肺機能検査など) ●手術の詳しい説明 ●麻酔についての説明 ●前夜より水分以外の飲食物摂取の制限 ●下剤を服用し、排便
手術当日(術前)	●浣腸などで腸内の便を全部出す ●手術着に着替え、麻酔後、手術
手術当日(術後)	●術後検査（血液検査、X線撮影など） ●点滴や膀胱内バルーンカテーテル（術後の排尿を助ける医療器具）などが入った状態で病室または回復室へ移動、ベッド上で安静に過ごす ●痛みや吐き気があれば医師や看護師に遠慮せず訴える
手術翌日	●回診で手術の傷のガーゼを交換 ●医師の指示があれば水分摂取を開始。指示がない間は、うがいで口をうるおす ●ベッドで上半身を起こし、座位で目をあけて15分程度めまいがなければ、立ち上がることをめざす ●可能であれば看護師やヘルパーの付き添いのもとベッド脇に立ってみる。さらに可能であれば歩いてみる
手術後数日以内	●看護師やヘルパーの付き添いで歩行練習 ●深呼吸をしてたんを吐く ●痛みで歩行や呼吸がつらい場合は医師に痛み止め薬の処方を受け、積極的に動いてみる ●ガス（おなら）が出て医師の指示があれば、術後3～4日で食事を開始。最初はおもゆ、おかゆなどから ●便が出る
手術後1～2週間	●1週間程度で傷口の抜糸 ●食事内容が徐々にふつうの食事に近づく(入院中の主食は基本的におかゆが多い) ●歩いて洗面所や浴室、トイレなどに行ける ●痛みが徐々にやわらいでくる →退院を検討
退院	

術後の傷の治り具合と体力の回復度合いで判断

多くの場合、術後一週間程度で傷口の抜糸となります。抜糸は表面の傷口がふさがったことを意味します。同様に腹腔《くう》内においては、腸管をつなぎ合わせた傷もしっかりついたと考えられます。

傷の痛みは術後二～六時間後ぐらいが最も強く感じられますが、二～三日で徐々に楽になってきます。抜糸がすみ、検査結果も良好で、著しい体力低下がみられなければ、退院へ一歩前進です。

痛みを強く感じるなら、がまんせずに医師に相談し、痛み止め薬を処方してもらいましょう。薬で痛みを抑えれば、それだけ積極的にからだを動かせるので全身の回復も早まります。病棟内歩行など、目標を決めて実行するとよいでしょう。

病院で出される食事をとることができ、おならや便が出るなら、腸閉塞《へいそく》の心配もなく順調に回復しているといえます。

傷の完治には三か月程度かかりますが、術後一〇日～二週間程度で退院し、ふつうの生活に戻れる場合がほとんどです。むしろ早期にふつうの生活に戻ったほうが体力低下の予防になり、腸の動きの回復にも効果的です。無理は禁物ですが、少しずつふつうの生活に戻し、行動範囲を徐々に広げていくのがコツです。

検査の結果によっては追加治療も

抜糸後の検査で、腸の癒着《ゆちゃく》による腸閉塞の傾向がみられたり、転移に対する抗がん剤治療が早期に必要と判断された場合は、その治療が行なわれます。また、極端な体力低下や合併症がある場合も、その回復を待って退院が検討されます。

人工肛門《こうもん》（ストーマ）造設術を受けた人は、ストーマケアをある程度覚えてから退院となります（詳細は第3章）。

MEMO

追加治療について

手術後は、腸の癒着《ゆちゃく》が起きることがあります。この場合、まず下剤を用いて排便を促したり、鼻から小腸内に管を挿入して詰まりを取る保存的治療が行なわれます。この方法で改善しない場合は、もう一度開腹手術を行なって腸の癒着を取り除きます。

また、吻合《ふんごう》部の縫合不全（腸管のつなぎ目の治りが悪く、腸管の一部に孔《あな》があいて便がおなかの中に漏れる状態）があって腹膜炎併発の危険性が高い場合は、人工肛門《こうもん》を造設する緊急手術が必要なこともあります。

退院のためのチェックポイント

ちゃんと食べられますか?	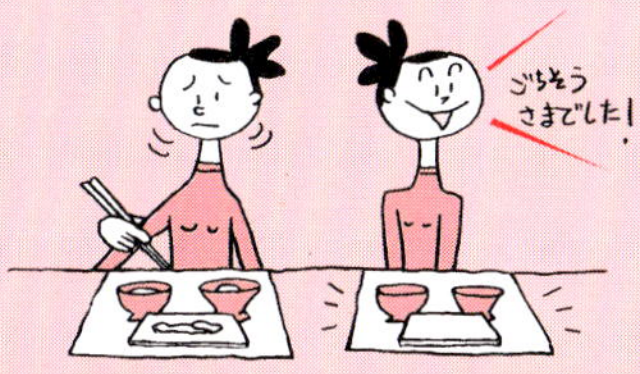	□YES □NO 病院で出される食事をきちんと食べられるなら、自宅へ戻ってもふつうの食事への切り換えが可能に
ちゃんと排便がありますか?	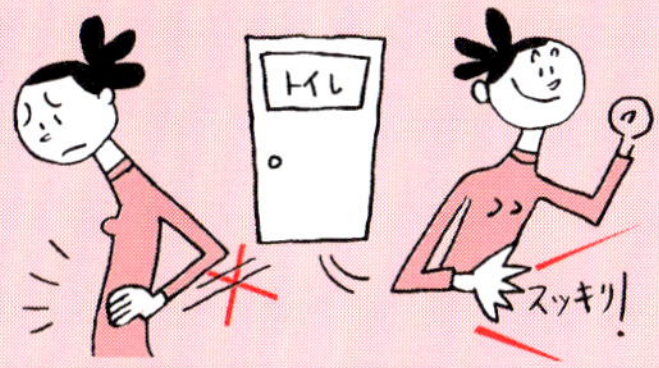	□YES □NO 下痢・軟便や、数日に1度の排便でもよい。腸閉塞がなく、お通じがあることが大切
おなかが苦しいことがありますか?	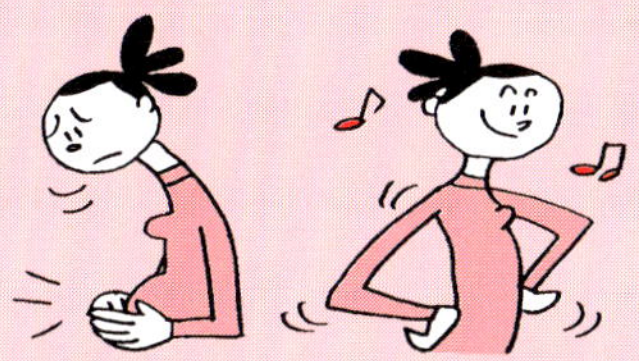	□YES □NO 腸閉塞があったり便通が悪かったりすると、おなかが極端に張って苦しく感じる
ひどい痛みを感じることがありますか?	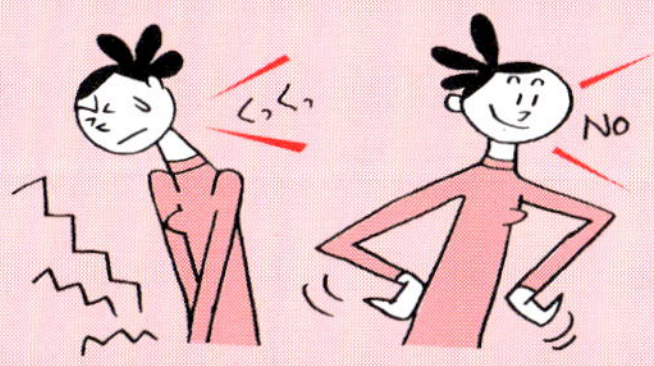	□YES □NO 姿勢によっては多少の痛みを感じることもあるが、からだを動かすのに支障がない程度なら問題ない
歩行や生活動作ができますか?	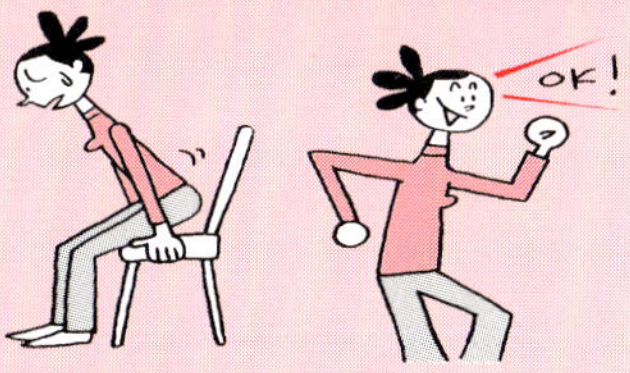	□YES □NO 自力での歩行が可能で、身のまわりのことを自分ですることができればよい
体力は回復していますか?	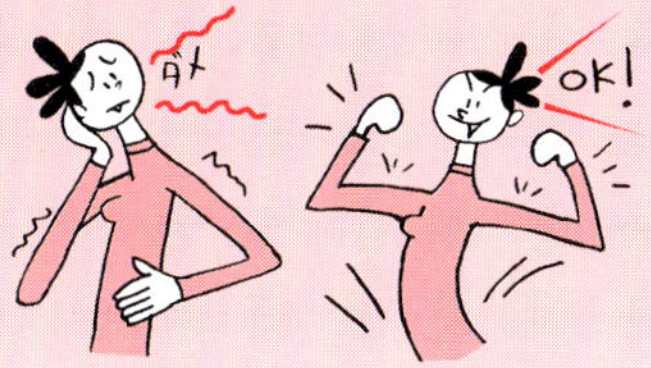	□YES □NO 長期入院で体力が落ちている人は、病室から自宅等への外泊を何度かして様子をみることもある

以上のほか、検査結果に問題がなく、医師が大丈夫だと判断すれば退院か許可される

退院直後の生活の注意

退院後の生活について医師の指導を受ける

退院が決まったら、医師や看護師によって、治療経過の説明と退院後の生活についての指導が行なわれます。わからないことがあれば、聞いておきましょう。

腸の動きが手術前と同じ程度に回復するまでには、まだまだ時間を要します。退院後はあせらずゆっくりと、術後の腸の具合に慣れていきましょう。ただし、あまり大事にしすぎたり、こまかいことを気にしすぎないことです。まずは体力の回復に重点を置き、ふつうの日常生活に戻ることを目標にしましょう。一日の運動量を決めて少しずつ運動量を増やし、短時間でもくり返すことが重要です。

積極的にからだを動かすと腸の動きもよくなってくる

運動は筋力低下を防ぎ、血行をよくし、腸の動きも高めます。腸の動きがよくなれば、食事と排便にも好影響が期待できます。運動による適度な疲労感は睡眠を促し、全身的な回復につながります。

しかし、退院直後はまだときどき傷の痛みを感じることもあります。そのような場合は無理をせず、「少しがんばったぞ」と自分で思える程度の運動量にとどめましょう。休みながら少しずつ運動をくり返すことで、徐々に行動範囲を広げられるようになります。傷の痛みがなくなり、食事や排便時の対処に慣れてきたら、職場復帰なども可能になります。

POINT

退院後の薬の服用

退院後は症状によって何種類かの薬が処方されます。医師の指示に従い、用法用量を守って服用してください。抗がん剤を服用する場合は、その副作用として下痢や吐き気が起こることもあるので注意しましょう。

腸の具合が完全に回復するまでには下痢や便秘をくり返すこともあり、それに対処する薬が処方されることもあります。

日常生活の注意点

運動

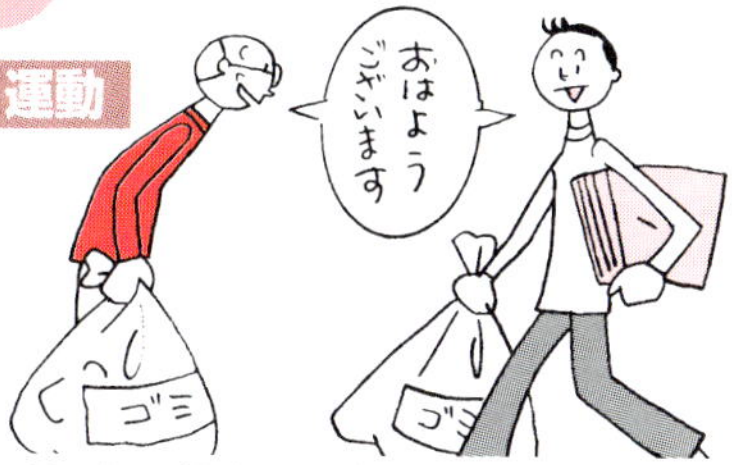

無理のない程度に運動し体力低下を防ぐ。散歩やふつうの日常動作だけでもよい

睡眠・休息

ゆっくり休み、疲労をため込まない。早寝早起きで規則的な生活を

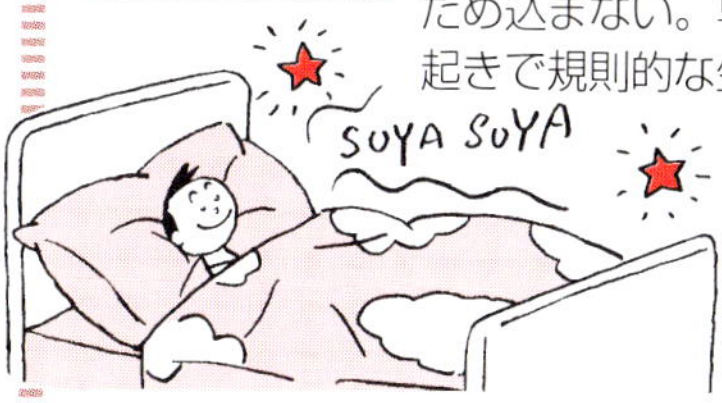

お酒・たばこ

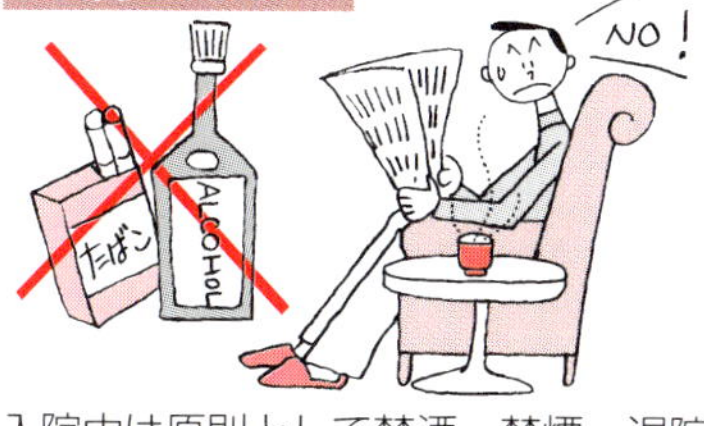

入院中は原則として禁酒・禁煙。退院後も禁煙の継続が望ましい。お酒は医師に相談し、許可が出たら適量にとどめる

定期検査

退院後は定期的に検査を受け、万が一の再発や転移の早期発見・早期治療を

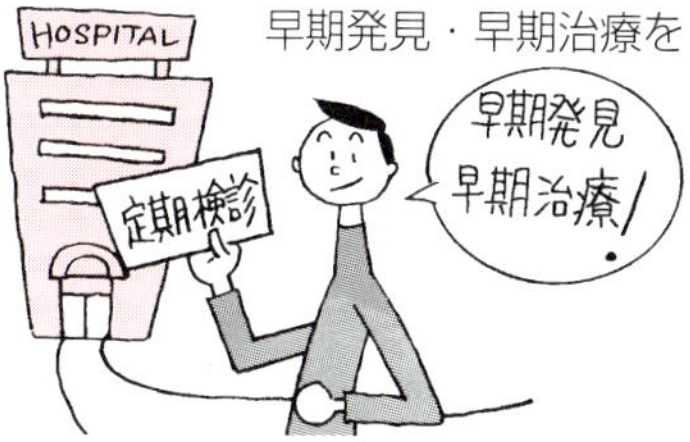

食事

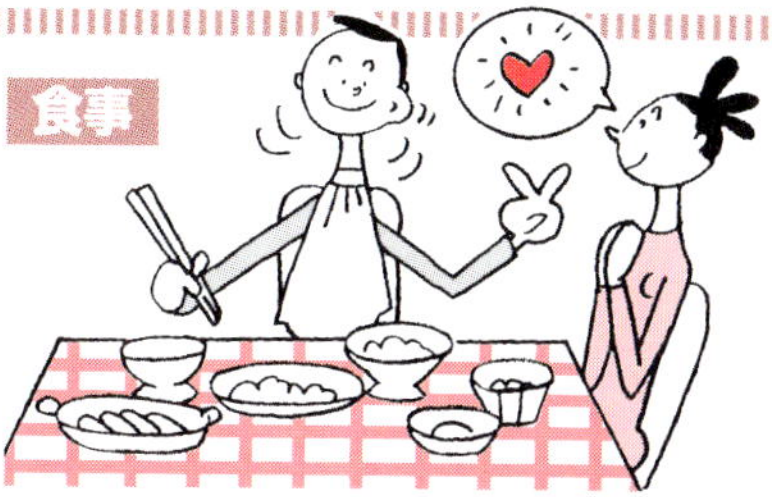

ご飯はゆっくりよく噛んで食べ、消化の悪い食品は避ける（詳しくは第4章）

入浴

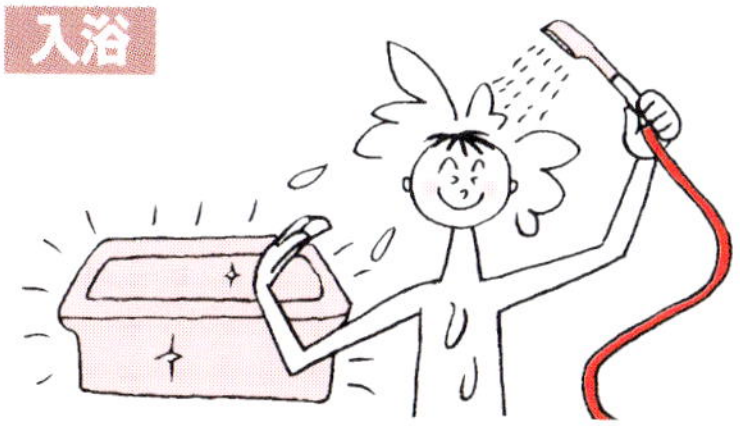

シャワー浴から始め、湯船に浸かるのは医師の許可が出てからにする。通常は術後1週間程度で入浴が可能になる

排便

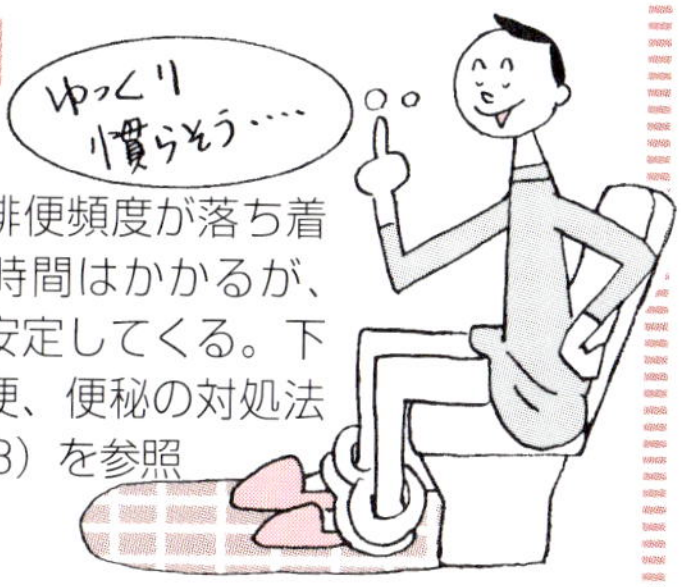

形状や排便頻度が落ち着くまで時間はかかるが、やがて安定してくる。下痢や軟便、便秘の対処法（→P23）を参照

旅行・仕事など

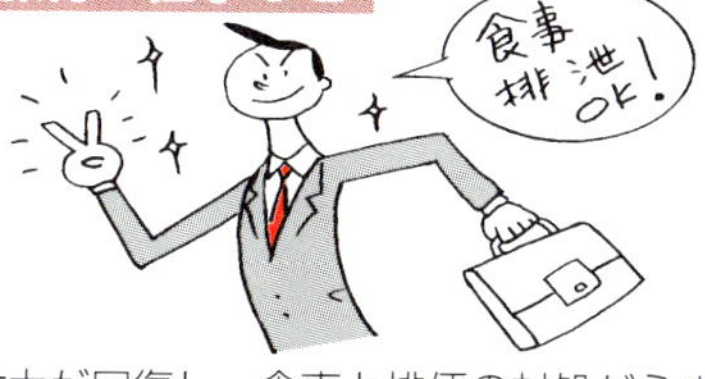

体力が回復し、食事と排便の対処がうまくできるなら旅行も仕事復帰も問題ない。心配な場合は医師に相談するとよい

手術が原因で起こる症状と対策

後遺症の多くは直腸がんの手術で起こる

大腸がん手術のあとは、結腸がんの場合も直腸がんの場合もしばらくの間、下痢や軟便、便秘などの症状がみられます。こうした排便の変化は、手術後に大腸の働きが低下するため、多かれ少なかれ誰にでも起こるものです。

便の形状や排便リズムなどは、時間の経過とともに改善されていくのであまり心配いりません。しかし当面は、医師の指導のもと、日常生活のなかで困らない程度の対処法を、患者さん自身が積極的に身につけていく必要もあります。

また、直腸がん手術のあとでは、吻合《ふんごう》部（腸と腸をつないだ部分）が肛門《こうもん》に近くなると、前述の症状に加えて頻便（頻繁に便が出る）や便失禁（便漏れ）が起こりやすくなります。さらに、排便困難、排尿障害（↓P26）や性機能障害（↓P28）などの後遺症があらわれるケースもあり、その対処が必要になります。

対処法を知ってより快適な生活を

直腸がん手術後に前述のような後遺症があらわれるのは、おもに直腸切断術を受けた場合です。切除が広範囲にわたると、周辺にある排便・排尿・性機能などをつかさどる自律神経もいっしょに切除され、これらの機能の障害が起こるケースがあるのです。

最近では自律神経をできるだけ残す直

MEMO

腸閉塞にも要注意

手術後は腸管の吻合《ふんごう》部周辺の柔軟性が低下してせまくなることがあります。加えて手術後は腸の動きも鈍くなっているため、便がこの吻合部で停滞してしまい、便秘になることがあります。ひどい場合は腸閉塞《へいそく》を引き起こすこともあるので注意が必要です。

腸の癒着《ゆちゃく》によって腸閉塞を起こし手術が必要となることはまれで、その頻度は一％程度です。

腸がんの手術（自律神経温存術）が多く行なわれるようになりましたが、がん病巣の場所や大きさによっては、こうした後遺症を避けられない場合もあります。

　また、自律神経が温存されている場合でも、肛門まで含めて直腸を切除する直腸切断術を行なった場合は、もともと直腸のあった場所が空洞化し、膀胱《ぼうこう》の位置がずれたりゆがんだりして、排尿機能に影響を及ぼすことがあります。

　しかし、後遺症への対処技術は年々進歩しています。医師の説明をよく聞き、上手な対処法を身につければ、退院後も、より快適な生活を送ることができます。

肛門を切除した場合はストーマケアを覚える

　肛門も含めて直腸を切除した場合は、おなかに人工肛門（ストーマ）がつくられるので、そのケアを覚えることが大切です。

　最初のうちは戸惑うことが多いかもしれませんが、最近はケアグッズも十分に工夫され、扱いやすくなっているので、心配いりません（詳細は第3章）。

大腸がん手術による後遺症の種類と頻度

後遺症の種類		結腸がん	直腸がん
腸閉塞	―	1	1
排便障害	下痢・軟便	3	15
	便秘	10	40
	頻便	2	20
	便失禁	0	2
排尿障害	排尿困難	1	10
	失禁	0	2
	頻尿	1	10
性機能障害	勃起不全	0	20
	射精困難	0	30

出典／都立駒込病院1997～2000年の症例データ　　単位：％

下痢・便秘などで困ったときの対処法

しばらくの間はどうしても下痢・便秘が起こりやすい

大腸がんの手術後しばらくの間は排便に関する症状が避けられないので、それぞれの対処法を知っておくと安心です。

下痢・軟便　手術後は腸の働きが低下するため、腸壁が便の水分を十分に吸収できず、水っぽい下痢や軟便が出ます。しかし、水分摂取を控えたりしてはいけません。下痢で水分が失われると脱水症状を起こす危険があります。下痢のときこそ水分を適度にとりましょう。

　トイレが間に合わないほどに下痢が続くときは、一時的に紙製の失禁用パンツをはいたり、下着に失禁パッドを当てるのもよいでしょう。とくに肛門《こうもん》近くで吻《ふん》合《ごう》する手術を受けた場合は、当初は下痢の便が漏れてから気づくことも多いので、失禁対策グッズを上手に利用します。

　時間の経過とともに便のゆるさは変わりますが、外出時などどうしても困るという場合は、医師に相談して整腸剤や下痢止め薬を処方してもらいます。

便秘　手術後の腸の働きの低下は、腸内で便を送り出す動きも妨げます。がんを切除した腸管のつなぎ目（吻合部）がなじまないため、便の通過を妨げることもあります。便秘がひどいとおなかが張って苦しく、傷も痛むことがあるので、できるだけがまんをせず、医師に相談して緩下剤《かんげ》を処方してもらいましょう。

　バランスのよい食事と多めの水分摂取、適度な運動も、便秘の改善に役立ちます。

POINT

薬による排便コントロール

　薬に頼った排便はよくないと思われがちですが、大腸の手術後は状況に応じて、腸に作用する薬で排便を調節します。ただし、どんな薬も長期間頻繁に使用していると、効きにくくなることもあるので注意します。

退院直後の食事

　退院直後で下痢ぎみのときは、排便を促す食物繊維のとりすぎに注意します。おなかがふくれやすいパン、いも類、炭酸飲料や、消化の悪いもの入浴でからだを温めたり、おなかをマッサージするのもよいでしょう。

便秘に激しい腹痛、膨満感をともなうときは即受診

腸管の吻合部がねじれたり癒着《ゆちゃく》を起こしたりすると、腸閉塞《へいそく》（腸がふさがった状態）を引き起こして腹部が張り、ガス（おなら）も便も出なくなります。便秘に激しい腹痛や吐き気、嘔吐《おうと》をともなう場合は、大至急、医師の診察を受けてください（追加治療→P16）。

も避けましょう。そのほかの食事に関する詳しい注意点は、第4章を参照してください。

下痢・便秘の対処法

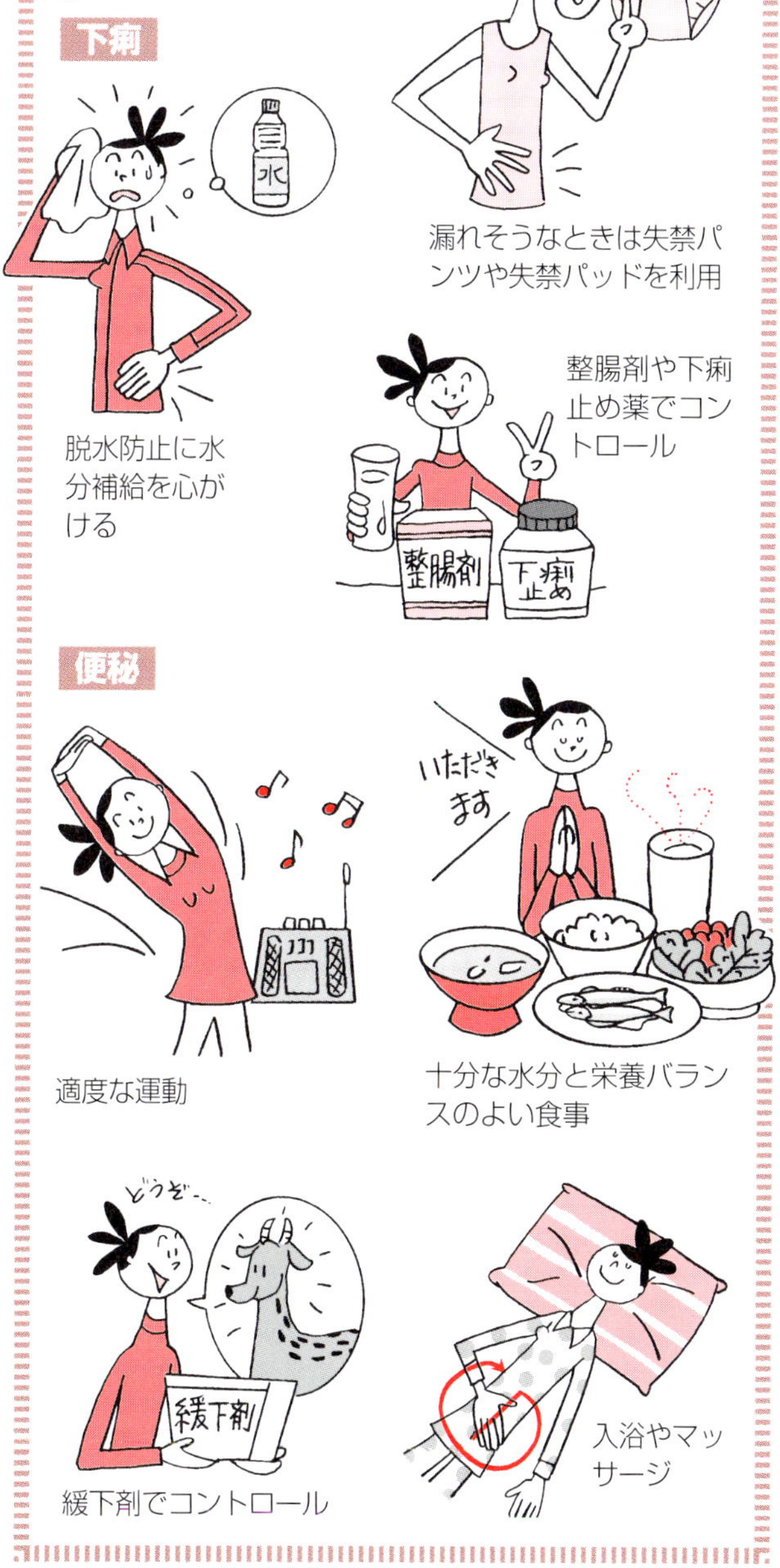
下痢
水
脱水防止に水分補給を心がける
漏れそうなときは失禁パンツや失禁パッドを利用
整腸剤や下痢止め薬でコントロール
整腸剤
下痢止め
便秘
適度な運動
いただきます
十分な水分と栄養バランスのよい食事
どうぞ…
緩下剤
緩下剤でコントロール
入浴やマッサージ

直腸がんの手術後は便意が頻繁に起こる

直腸がんの手術後は、次のような症状への対処が必要なこともあります。

頻便　手術で直腸の一部または全部を切除すると、これまでのように便をためておくことができません。肛門が温存されていても、直腸は切除で小さくなっているため便があまりためられず、少しの便が頻繁に出るようになります。

一日に四〜五回以上便意が起こることもあり、これを頻便といいます。手術前よりも排便回数は多くなりますが、しだいに慣れてきます。一年〜数年の長い時間を経過するうち、小さくなった直腸が便をためることに慣れ、排便回数が落ち着いてくることもあります。

排便困難・便失禁　直腸の切除にともなって周辺の自律神経を切除した場合、排便機能そのものに支障をきたし、自力で排便をコントロールするのが困難になることがあります。一度の排便に長い時間を要したり、逆に、便がたまって排泄されそうなのに気づくのが遅れ、便を漏らしたりすることもあります（便失禁）。

また、頻便と便秘を交互にくり返すこともあります。この場合、二〜三日便秘が続いたあと頻便になり、出始めると一日に四〜五回排便がみられたりします。

対処法としてはまず、手術後はこのような排便状態になることを理解し、受け入れ、決して自分は異常ではないと認識することです。必要なら緩下剤や下痢止め薬を適切に使用して不安を取り除きましょう。

個人差があるものの通常半年から一年で改善

手術の傷が治るにつれて徐々に腸の働きも回復し、便に関する症状もやわらいでくるのがふつうです。この経過にどれぐらいかかるかは個人差が大きく、早い

MEMO

直腸の切除部位と障害の程度

直腸がんが肛門《こうもん》に近い部位にある場合、低位前方切除といって、直腸の終点ぎりぎりを切除して肛門を残し、結腸とつなぎます。その結果、温存される直腸が短くなるため、排便機能障害は強くあらわれがちです。

一方、直腸がんが結腸により近い部分にある場合は、高位前方切除という方法により直腸がかなり温存できるため、排便機能障害も軽くすむことが多くなります。

人では一～三か月で落ち着いてくることもありますが、通常は半年～一年程度で改善します。しかし、遅い人では一～三年以上かかることもあります。

以前と同じ状態に早く戻ろうとあせるより、現在の自分の腸の状態を把握し、生活のなかでうまくなじませていくようにしましょう。排便が気になるから外出を避けるのではなく、失禁用パッドなどを上手に利用し、積極的に排便を自己コントロールすることも大切です。そうするうちに腸の働きが少しずつよくなり、また、その状態にも慣れてきます。

ときには症状を気にせず対策グッズも上手に利用

便漏れや頻繁な便意、おならなどがあると、周囲の目も気になり、恥ずかしいかもしれません。場合によっては「私は腸の手術を受けたので、こういう症状が出ることもあります」など、あらかじめ周囲へ打ち明けておくとよいでしょう。

症状を気にするあまり、家に引きこもってばかりいるのはかえってからだによくないので、あえて気にしないように努めるのも方法です。失禁対策や消臭対策用のグッズも豊富に市販されているので、それらを利用するのもよいでしょう。

精神的要素と排便

排便には精神的要素も大きく関与するので、緊張していると便意が起こらないことはよくあります。精神の安定をはかりましょう。

排便困難の対処法

便秘がひどい場合でも術後1か月たてば家庭で浣腸による排便が可能。ただし、市販の浣腸液や60～120mlのグリセリン浣腸などにとどめ、使いすぎないように注意する

浣腸のしかた

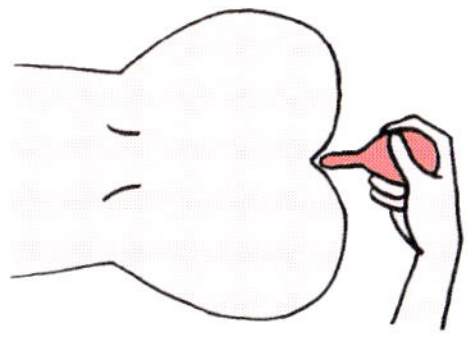

①肛門を広げて浣腸をさし込み、薬液を注入

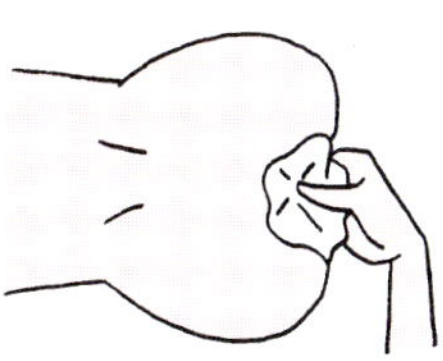

②トイレットペーパーなどで肛門を押さえて薬液を漏らさないようにし、しばらく（5分以上）待つ

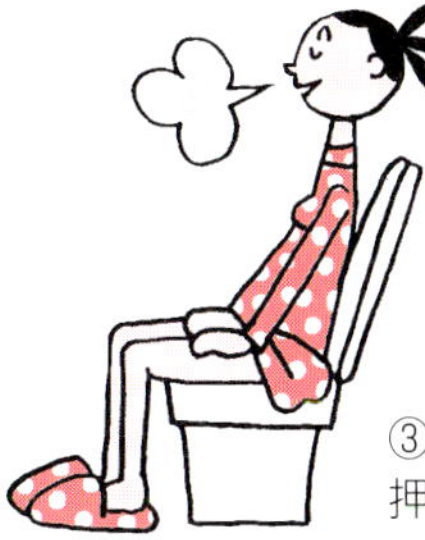

③おなかがゴロゴロしてきたら押さえるのをやめ、排便する

排尿機能障害があるときの対処法

直腸がんの手術を受けた人の一割程度に起こることがある

排尿機能障害は、結腸がんの手術後はまれですが、直腸がんの手術後には起こることがあります。ただし現在は、自律神経を温存した直腸がん手術が一般的なので、排尿機能障害が起こる頻度は一割程度と低くなっています。

直腸がんの手術後に排尿機能障害が起こるのは、がん病巣摘出とともに周辺のリンパ節などを広く切除し、排尿をつかさどる自律神経もいっしょに切除した場合などに限られます。

自律神経は骨盤内を左右一対で走行しています。これらが切除または損傷されると、尿意を感じない、自力ではまったく排尿できないなどの重い障害をきたすことがあります。また、がんの進行によって膀胱《ぼうこう》も同時に切除した場合には、尿路ストーマを造設する必要があります。

しかし、左右の神経のどちらか一方でも温存されれば、排尿機能障害は軽減されます。この場合、手術後しばらくは導尿をしたり、排尿時に腹部に力を入れたり、押したりして排尿を促します。

神経が一部でも残っていれば、時間がかかってもある程度は自然排尿できるようになりますが、手術後半年以上たつと機能回復は望めないことが多いので、残った機能障害に慣れることも必要です。

また、もともと直腸の前側にあった膀《ぼう》胱《こう》が直腸切断術後に支えを失い、後方へ倒れたりすることで、排尿困難や膀胱内

MEMO

尿路ストーマ

腹部などに設けた人工の排泄口から尿を排泄するしくみで、人工膀胱《ぼうこう》ともいいます。多くは回腸導管といって、小腸と尿管（腎臓の尿を膀胱まで運ぶための通り道となる管）をつなぎ、小腸を体表の皮膚と縫合して、小腸から尿を出すようになっています。

の残尿を引き起すことがあります。この場合も、尿をうまく出せるよう腹部を押して排尿したり、導尿をします。

自己導尿の必要があるかどうかは、必ず医師に相談し、指示に従います。

必要に応じ自己導尿をマスターする

大腸がんの手術後に自己導尿を行なうケースはあまり多くありませんが、その必要があると医師に診断された場合は、きちんと指導を受けてから実施します。

自力で排尿できないとき（完全尿閉）には、およそ四時間ごとに導尿を行ないます。この場合は尿意があってもなくても時間がきたら確実に導尿し、定期的に膀胱を収縮させます。この定期的な収縮が機能回復に役立ちます。導尿を続けるうちに排尿機能障害が改善され、導尿が不要になることもあります。また、膀胱の過伸展（伸びすぎ）を起こさない時間内での導尿は、膀胱炎などの感染症対策にもよいといわれています。

自然排尿が可能になったら自然排尿後に導尿を行ない、残尿量に応じて導尿回数を減らしていきます。膀胱内の残尿が一〇〇㎖以上なら自然排尿ごとに導尿を行ないますが、五〇～一〇〇㎖なら一日二～四回とし、三〇～五〇㎖なら一般に導尿は不要になります。

導尿のしくみ

尿道口から膀胱までカテーテルを挿入して尿を排泄させる（下図は直腸を切断していない場合の臓器の配置）

男性の場合

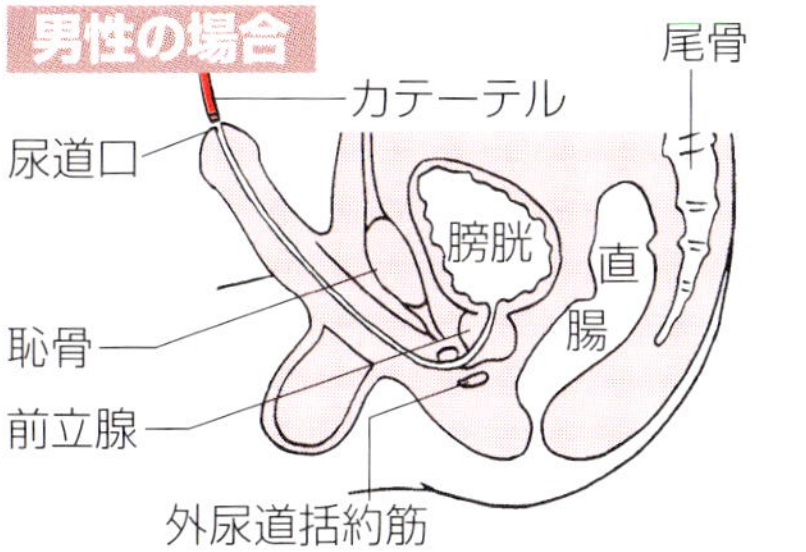
尾骨
カテーテル
尿道口
膀胱
直腸
恥骨
前立腺
外尿道括約筋

女性の場合

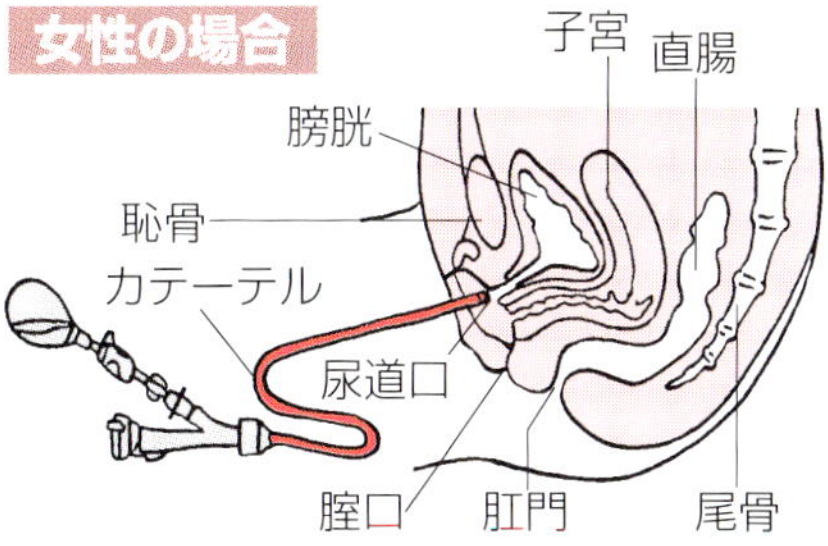
子宮
直腸
膀胱
恥骨
カテーテル
尿道口
腟口
肛門
尾骨

導尿
カテーテルと呼ばれる細い管を膀胱内に入れて排尿する方法を導尿といいます。

性機能障害があるときの対処法

性機能障害は直腸がんの手術後に起こることがある

一般に、結腸がん手術は性機能に影響しません。しかし、直腸がん手術で病巣の摘出とともに周辺のリンパ節などを広く切除し、性機能をつかさどる自律神経までやむをえず切除した場合には、性機能障害が起こることがあります。

手術後の心理的影響から性機能障害があらわれることもあります。また、性機能には年齢的な要素も大きく関与し、中高年以上の男性の患者さんでは、とくに性機能障害があらわれやすくなります。

したがって、自律神経を完全に温存した場合でも、約二～三割の男性に性機能障害が起こることがわかっています。

おもに男性にみられ勃起や射精が困難になる

神経の切除や損傷が原因であらわれる性機能障害は、おもに男性器の機能障害です。これは、勃起《ぼっき》が傷害されて性行為ができなくなる場合（勃起不全＝ＥＤ）と、射精困難となる場合に大別されます。

勃起が障害されている場合は、通常、射精も障害されます。性行為が可能でも射精困難となる場合や、心理的なものが影響する場合もあります。

一方、女性器の機能障害が考えられるのは、進行がんで広範囲な切除を行ない、卵巣や子宮、膣などを摘出した場合です。また、肛門《こうもん》周辺の傷の痛みや、手術を受けた精神的ショックから開脚しづらくな

MEMO

性機能と年齢的条件

日本人の大腸がんは中高年に多くみられます。子育ても終わった世代のせいか性欲もあまり旺盛でなく、自律神経が温存されていても性機能が回復してこないケースが少なくありません。

るケースもあります。

そのほかにも女性の場合は、術後の気持ちの落ち込みや服薬によるホルモンバランスのくずれなどから、性欲減退や不妊症がみられることもあります。

薬物療法や心理面の治療がすすめられることがある

男性器の機能障害がみられる場合は、検査で勃起と射精の機能を確かめます。そのうえで機能にこれといった問題がなければ、薬物治療や心理面の治療がすすめられます。勃起不全にはバイアグラなどのＥＤ改善薬（→Ｐ159）を用いることで改善できる場合もあります。

しかし、射精障害の場合は、ＥＤ改善薬では改善できません。障害の治療が難しいものの、まだ若い人で将来子どもがほしいという場合は、人工受精などの選択がすすめられることもあります。

女性の性機能障害では、産婦人科医と相談のうえで不妊治療やホルモン治療、心理的な治療などが行なわれます。

性機能や性欲には精神面も大きく影響します。そのため、男性で勃起や射精の機能に問題がない人、女性で性器の異常がみられない人は、カウンセリングなどの心理的治療や、パートナーとの協力によって、性交がスムーズになるといった改善がみられることもあります。

妊娠について

女性器が温存され、大腸がんの術後の経過がよければ、若い女性では妊娠も可能です。ただし、抗がん剤治療を受ける場合は、胎児への薬の影響を避けるために、治療中は避妊する必要があります。

性機能の改善のために

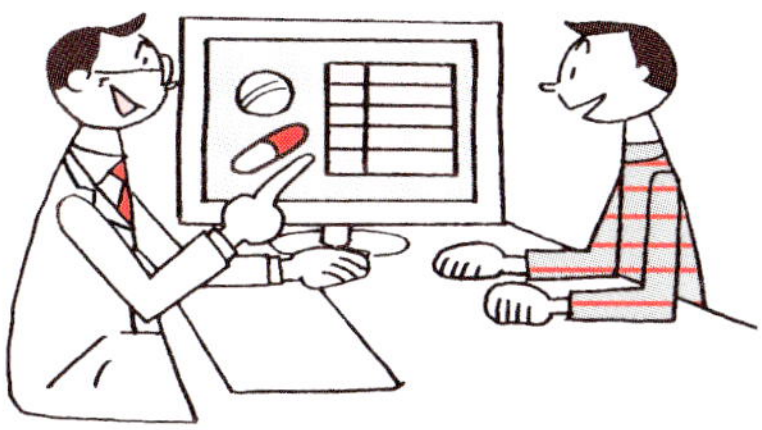

検査で機能の残存を確かめ、検査結果に応じて薬物治療や心理的治療で改善を試みる

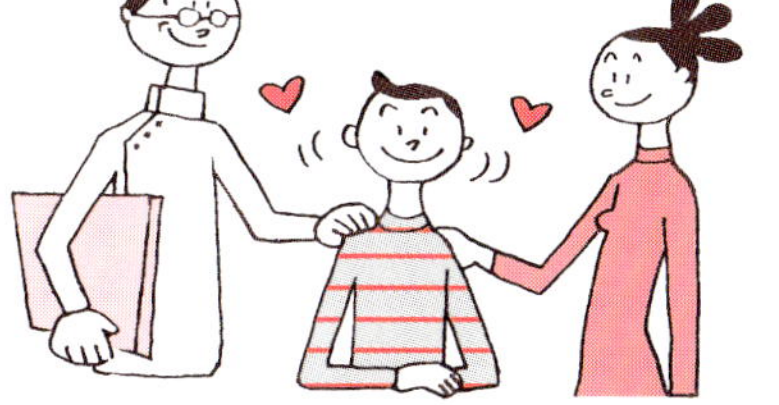

カウンセリングやパートナーの協力が気持ちをやわらげ、性交をスムーズにすることもある

職場復帰への準備と復帰後の注意

退院後どれぐらいで仕事に戻れるか

退院後、どれぐらいで職場や学校に復帰できるかは個人差があります。開腹手術後、早ければ退院から数週間程度で復帰できるケースもありますが、なかには数か月以上かかるケースもあります。

受けた手術の内容やその後あらわれている症状、その人の体力の回復具合などによってさまざまな違いがあるので、あせらずに復帰の時期を判断しましょう。

傷の痛みがなくなり、手術前とは異なる食事内容や排便のペースに慣れてきたら、どんどん外出の機会を増やしてみてください。外出をくり返しているうちに、日常生活のさまざまな場面への対応がわかり始め、復帰が可能かどうかも、自分である程度判断できるようになります。自分一人の判断では心配という場合は、主治医に相談するとよいでしょう。

職場に経過を報告し軽作業から徐々に通常勤務へ

職場復帰にあたっては、職場の人にもある程度は手術後の経過を報告しておきます。トイレの回数が多いことや所要時間が長いのを話すのは恥ずかしいかもしれません。しかし、最初に報告して理解してもらったほうが、安心して仕事を続けることができるでしょう。

復帰後は無理をせず、軽作業や短時間作業から始められるよう職場と話し合い、徐々に通常勤務に慣らしていきます。

POINT

通勤経路のトイレをチェック

個人差はあるものの、手術後数か月～一年程度は便の状態が安定しにくいものです。急に便意をもよおしたときに備え、職場ではフロアごとに、通勤経路では途中の駅や建物などで、トイレの場所のチェックをしておくと安心です。

退院から職場復帰までのモデルケース

退院 多くの場合は手術から数週間～1か月程度（手術の内容による）	●食事はおかゆから始め、早期にふつうのご飯に切り換える ●便の状態が安定しにくい ●傷が少し痛むことがある
↓ **自宅療養** 退院から数日～数週間は自宅で療養する（手術内容や体力低下の程度によっては数か月かかることもある）	●手術後の便の状態に少しずつ慣れ、自分なりの排便ペースを覚えていく ●食品の種類を少しずつ増やして様子をみる（何を食べると下痢や便秘が起きるかなどは個人差があるので、個々に様子をみていく） ●積極的にからだを動かし、体力づくりを行なう ●手術後変化した食事や排便の状態に慣れ、体力も回復してきたら、外出の機会を増やしていく
↓ **職場復帰の準備** ↓	●外出時に、職場の近くまで行ってみるなどして、通勤可能か試してみる ●主治医に相談し、復帰を決定。必要に応じて職場へ提出する診断書などを書いてもらう ●職場の人に手術後の経過をある程度報告し、復帰を準備
職場復帰 退院後数週間～数か月（手術内容や体力低下の程度によっては半年以上かかることもある。職種によっても異なる）	●最初は軽い作業から始め、徐々に通常の作業に戻る（ただし、おなかに力を入れる作業をともなう場合などは、すぐに通常作業に戻ることが難しい場合もある） ●最初は短時間作業から始め、徐々に時間延長して1日中の仕事に復帰するのもよい

退院～復帰の日数は個人差があるのであせらないこと！

手術がもたらす心理的影響とその対処法

●必要に応じて薬やカウンセリングを

がんの手術が心理面に及ぼす影響は決して小さくありません。手術直後は、傷の回復の遅れや排便の変化に慣れないことへの不安もあるでしょう。再発や転移への不安に加え、高齢の人は、その先の人生そのものに不安を感じることもあるかもしれません。

こうした不安がある場合は、医師や看護師に遠慮なく相談してください。手術後の回復をよりよくするためにも、心の問題点をできるだけ軽くしていくケアは欠かせません。不安が強くて眠ることもできない場合には、医師に相談すれば睡眠導入薬や精神安定薬を処方してもらえることもあります。心の症状によっては精神科医や臨床心理士が対応し、必要に応じてカウンセリングなどの心理療法も行なわれます。

●人と話すことは精神的回復を助ける

退院後は、入院中と違って人と接する機会が減ってしまいがちです。だからといって内向的になるのではなく、積極的に周囲の人と話をする機会をもつことが重要です。家族や近所の人と挨拶を交わすだけでもかまいません。そうすることで肉体的にも精神的にも、術後の不安定な状態から回復することができます。

●気持ちを切り換えてふだんどおりに生活

がんの手術を受けたという事実は、ありのままに事実として受け止めることが大切です。しかし、そのことばかりをあまり深刻に考えすぎないよう、気持ちの切り換えも必要です。からだを大事にするのはよいことですが、心配しすぎてもよくありません。「ほどほどに」をめざしましょう。

大腸がん手術を受けたことについては「よし、ここで一つ命びろいをした」と、前向きに考えてみてはどうでしょうか。そのうえで、退院後は定期検査などを欠かさないようにし、できるだけふだんどおりの日常生活を送ることに目を向けてみましょう。

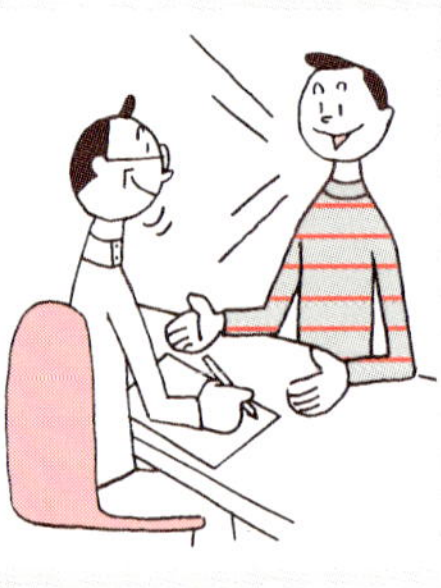

第2章

手術後の補助療法を受けるとき

なぜ術後補助療法が行なわれるのか

術後補助療法の目的は再発の予防

大腸がんの治療は手術が基本です。しかし、再発のリスクが考えられる場合には、抗がん剤による化学療法や放射線治療が併用されることも少なくありません。

これらの併用療法は、手術の効果をより高めることを目的としており、手術前に行なわれるものは術前補助療法、手術後に行なわれるものは術後補助療法と呼ばれています。

根治を目的とした切除手術が成功しても、画像診断などでも判別できない微小ながん細胞が残ってしまうことがあります。がん細胞が残っていると再発のリスクが高くなるので、それらのがん細胞を死滅させなければなりません。このような再発リスクを最小限に抑えるのが術後補助療法の目的です。したがって、術後補助療法はおもに、Ⅲ期のがんおよびⅡ期で再発リスクの高いがんを対象として行なわれます。

日本の術後補助療法は化学療法が中心

大腸がんの術後補助療法には、化学療法と放射線治療、両者を組み合わせた化学放射線療法があります。欧米においては、結腸がんと直腸がんでは補助療法の選択が異なっており、結腸がんに対しては術後化学療法が行なわれ、直腸がんでは術前化学放射線療法が中心になっています。

一方、日本では、結腸がんの場合も直腸がんの場合も、補助療法の基本は化学療法とされています。直腸がんでも化学放射線療法が行なわれることはあまり多くありません。

欧米で、直腸がんに対して化学放射線療法がよく行なわれているのは、そうすることで術後の局所再発率が大きく低下するためです。しかし、日本では切除手術の治療成績が良好なので、再発のリスクが欧米よりも低くなっています。

したがって、欧米のように放射線治療を補助的に使うことは多くありません。その結果、化学療法のほうが選択されるケースが多いのです。

補助放射線治療は直腸がんの場合に

現在、日本国内で行なわれることのある補助放射線治療は、おもに直腸がんが対象です。

切除手術の前に行なわれる術前照射や手術中に行なわれる術中照射は、放射線照射によってがん細胞の活動を抑制し、病巣の縮小をはかり、肛門括約筋《こうもんかつやく》温存率と切除率、生存率の向上を目的に行なわれるものでした。

これに対して、術後の補助療法として行なわれる放射線の術後照射は、骨盤内での再発予防と、万が一再発した場合でもできるだけ進行を遅らせて、生存率を改善することなどを目的として行なわれます。

対象となるのはおもに直腸がんで、固有筋層を越えた浸潤《しんじゅん》やリンパ節転移などが術後の診断で見つかった場合です。

近年では放射線治療も照射装置や照射法が進歩し、より高精度な照射が行なえるようになってきています。

また、放射線治療には抗がん剤のような全身的な副作用が起こりにくいという特徴があります。

放射線治療の効果について術前にある程度の予測ができるようになれば、今後、直腸がんの補助療法として選択されるケースはもっと増えるかもしれません。

術後補助療法の種類と特徴

化学療法	放射線治療	化学放射線療法
●抗がん剤による治療 ●術後補助療法の中心で、Ⅲ期のがんおよびⅡ期で再発リスクの高いがんが対象 ●副作用が強くあらわれやすい	●病巣部に放射線を照射する ●再発リスクの高い直腸がんが対象だが、手術成績の良好な日本では欧米ほど多くは用いられない ●抗がん剤のような強い副作用があらわれることはほとんどない	●化学療法と放射線治療を組み合わせたもの ●欧米ではよくみられるが、日本では大腸がんの手術後にこの治療法が行なわれることは多くない

補助化学療法の実際と効果

リンパ節転移がある進行がんが対象

大腸がん手術では、領域リンパ節という大腸がんに関連するリンパ節を、大腸がんといっしょにすべて切除します。しかし、たとえそれらのリンパ節を切除しても、微小ながん細胞が、すでにリンパ管を経由して他の臓器に転移している可能性があります。

このような場合に、局所療法である手術では、対応ができません。そこで、血流に乗って全身に抗がん剤を行き渡らせることのできる化学療法が、術後補助療法として効果を発揮します。

なかでもとくに、手術のあとに化学療法を行なうことで、再発の予防、あるいは再発までの期間延長ができることがわかっています。

Ⅰ期とⅡ期の大腸がんに対しては、術後化学療法の効果が確認されていないため、原則として行なわれません。

なお、同じ進行がんでも、術後化学療法が行なわれるのはⅢ期までです。遠隔転移のあるⅣ期のがんに対しても抗がん剤が用いられますが、Ⅳ期の場合で転移巣を外科的に切除できない場合は化学療法や放射線治療が中心になるので、「術後補助」療法ではありません。ただし、使用される抗がん剤は、基本的に同じです。

投与方法は注射・内服が中心

抗がん剤をどのように投与するかは、どんな薬を用いるかによって異なりますが、基本的には注射（点滴）か内服（経口投与）になります。注射は直接血液中に薬が入るので効果が高いというメリットがあり、内服の場合は、必ずしも入院を必要としないという長所があります。

術後補助療法で最も多く用いられているフルオロウラシル（5－FU）には、注射剤と経口剤があります。

治療期間は術後半年から一年

化学療法は、抗がん剤の投与後に一定の期間投与を休止し、再び投与するパターンで進められます。抗がん剤はがん細胞だけでなく正常細胞も攻撃してしまうので、一定期間を休み、正常細胞が抗がん剤の影響から回復するのを待って治療を進めます。一般には、休薬期間は一～二週間です。

投与から次の投与までの期間を「クール」といい、抗がん剤の種類や患者さんの状態によって一クールの長さや、治療にかかる期間は異なります。一般には、術後半年から一年間ほど治療を行ない、がん再発のリスクを摘みとるように努めます。

術後補助化学療法を受けるときの注意

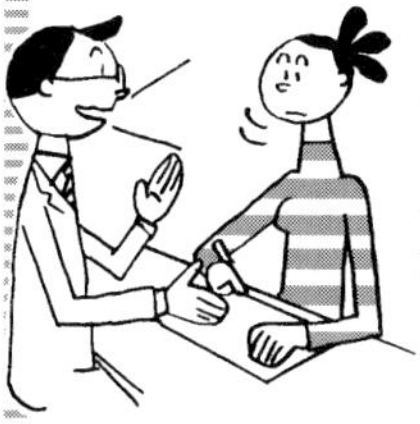

薬の使用目的や使用法、副作用などについて、事前に担当医から十分な説明を受ける

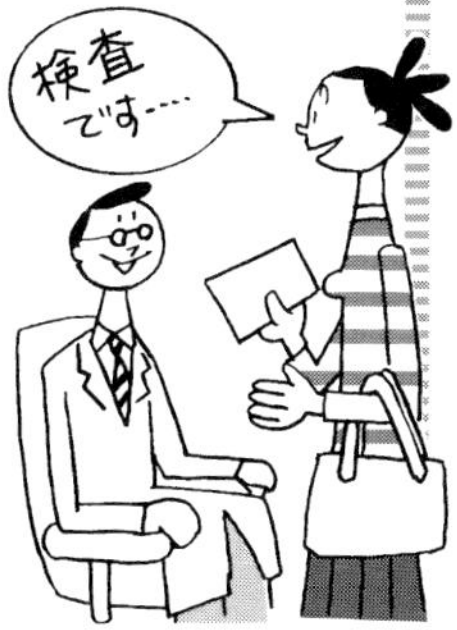

重い副作用を起こさないように、指示された検査は必ず受ける

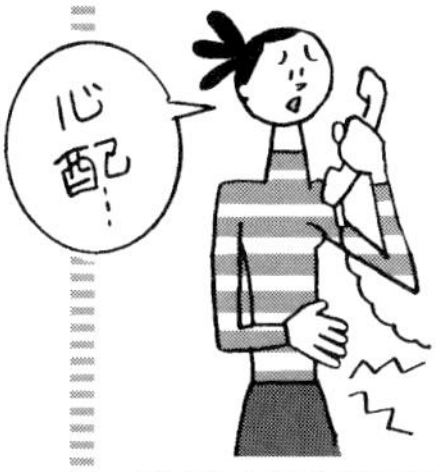

治療中に気になる症状が出たら、すぐに担当医に報告する

大腸がんの標準的な術後補助化学療法

目的	手術後の再発予防、またはがんの進行を遅らせ生存期間の延長をはかる
治療対象	おもにステージⅢ（Ⅲ期）以上の進行がん、またはステージⅡ（Ⅱ期）で再発するリスクが高いと考えられる場合
治療内容	抗がん剤の注射・点滴や内服（経口投与）
治療期間	6か月～1年
副作用	脱毛、吐き気・嘔吐、食欲不振、口内炎、下痢、手足の色素沈着、骨髄抑制（白血球や血小板の減少）、肝・腎機能障害などが起こることがある

5-FUを中心とした多剤併用が基本

大腸がんに有効な抗がん剤はいくつかありますが、古くから用いられ、効果が確認されているのがフルオロウラシル（5-FU）です。

5-FUは、治療効果を高めるため、他の薬と組み合わせて用いるのが基本です。再発や転移の治療にも用いられますが、その場合は薬を組み合わせる数が一つか二つ補助療法より多くなることがほとんどです（第5章参照）。

5-FU系の薬を用いた術後補助化学療法の代表的なものには、5-FU／LV療法やUFT／LV療法、カペシタビン療法などがあります。

●5-FU／LV療法

5-FUに、レボホリナートカルシウムを組み合わせた治療法で、術後補助化学療法では最も基本となるものです。日本では、レボホリナートカルシウムの代わりにホリナートカルシウムが用いられます。一般にロイコボリン（LV）という商品名で知られる薬です。

レボホリナートカルシウム、ホリナートカルシウムともに、薬自体に抗腫瘍《しゅよう》効果はありませんが、5-FUの効果を高める働きがあり、世界的に大腸がんに対する標準治療として、認められています。新しい治療方法の効果を今までの治療法と検討する際には、標準治療として、ほかの治療法との比較に用いられています。

投与スケジュールには、いくつかのパターンがあり、おもなものとしては、5-FUとLVを低用量で五日間連日投与する方法と、高用量のLVを毎週投与する方法があります。ただし、確立された投与スケジュールはなく、どの投与法でも生存期間では大きな違いはありません。

たとえば、最も標準的な5-FU／LV療法では、四週間の投与と一週間（または二週間）の投与休止を一クールとして治療が行なわれます。なお、海外では5-FUを点滴で用いるのが一般的ですが、日本では内服剤がよく用いられます。

5-FUの副作用では下痢などの消化器症状や口内炎がみられることが多く、ときには出血性腸炎などの重い腸炎や、下痢による脱水症状が起こることもあります。

●UFT／LV療法

5-FUの代わりにテガフール・ウラシル（UFT）を用います。

現在日本では、5-FU／LV療法よりも、UFT／LV療法のほうが多く用いられています。

テガフール・ウラシルは、体内で5-FUに変わるテガフールに、ウラシルを配合した薬です。ウラシル自体に抗腫瘍効果はありませんが、がん細胞内でフルオロウラシルの濃度を高く維持する働きがあります。このテガフール・ウラシルとホリナートカルシウム（ロイコボリン錠）を経口投与する方法は、注射剤の5-FU／LV療法と同等の効果があることが米国などの研究でも明らかになっています。日本国内の研究では、Ⅲ期の直腸がんの術後において、UFTの一年間の内服が再発予防効果があることが示されました。

なお、UFT／LV療法の副作用では重い下痢や腸炎、肝機能障害を引き起こすことがあります。

●カペシタビン療法

カペシタビンは、体内で5-FUに変わり、核酸の合成を阻害してがん細胞のDNA生成を妨げ、がん細胞の増殖を抑制する代謝拮《きっ》抗《こう》薬です。内服剤のゼローダという商品名が知られています。

現在よく行なわれている投与法は、カペシタビンを二週間内服したあと一週間休むものです。Ⅲ期の結腸がんの術後補助療法でカペシタビンを経口投与すると、静脈注射による5-FU／LV療法と同等以上の再発予防効果があることが米国の研究で示されました。

副作用として激しい下痢や手足症候群（手のひらや足の裏に発疹や潰瘍《かいよう》、痛みなどが起こる症状）を起こすことがあるので、投与中は慎重に体調をチェックします。

大腸がん補助化学療法の抗がん剤投与例

治療法	使用する抗がん剤	投与方法
5-FU／LV療法	フルオロウラシル（5—FU） ホリナートカルシウム （LV＝ロイコボリン）	静脈注射
UFT／LV療法	テガフール・ウラシル（UFT） ホリナートカルシウム （LV＝ロイコボリン錠）	内服
カペシタビン療法	カペシタビン	内服
TS－1療法	テガフール・ギメラシル・オテラシルカリウム	内服

抗がん剤で起こる副作用とその対処法

がん細胞だけでなく正常な細胞も攻撃する

抗がん剤による治療を受ける人が、まず心配するのが副作用です。

一般に抗がん剤は、細胞分裂が盛んな細胞に対して強い作用を及ぼします。がん細胞は正常な細胞よりも細胞分裂が活発なので、ある程度は選択的にがん細胞を攻撃しますが、完全ではありません。

近年、副作用が少ない抗がん剤の研究が進んでいますが、それでも何らかの副作用は避けられないのが実情です。

抗がん剤の副作用は、造血組織（骨髄）や毛根、胃腸をはじめとした粘膜によく起こります。これは、これらの組織の細胞の分裂速度が速いためですが、それ以外の組織に副作用が起こることも少なくありません。

副作用を正しく理解し異常があればすぐに報告

副作用が起こらないのが最善ですが、だからといって必要な治療を避けてしまうのは、本末転倒ではないでしょうか。現在では副作用への対処法も進歩していて、適切な治療を行なえば恐れる必要はなくなっています。

どのような副作用が起こるかは患者さんごとに異なりますが、使用する抗がん剤によってある程度は絞り込めます。事前に担当医の説明をよく聞き、気になる症状があらわれたときには、すぐに報告することが大切です。

大腸がんの治療で使われる抗がん剤でよくみられる症状は次のとおりです。術後補助療法のほか、再発や転移が起きた場合に使用される薬（→P138）の副作用もあわせて説明します。

下痢

●5-FUで最も多い副作用

大腸がんの治療に欠かせない薬がフルオロウラシル（5-FU）ですが、この薬で最も多くみられるのが下痢です。また、カペシタビンや再発治療で用いられるイリノテカンも、重篤な下痢が起こりやすい薬として知られています。下痢が重症化すると脱水による腎不全を引き起こし、生命にかかわることもあります。

一日一〇回以上の強い下痢が起こる、下痢が三日以上続くといった場合には、すぐに医師に報告してください。

●水分補給、安静と保温が大切

治療には通常、下痢止め薬や整腸剤などが用いられます。脱水が起こると、全身状態が悪化するので、温かいお茶や常温のスポーツドリンクなどで水分を補給します。重い場合には、輸液が行なわれることもあります。

また、からだを動かすと、腸が刺激されて下痢を誘発しやすくなります。精神的ストレスも腸の蠕動《ぜんどう》運動を亢進《こうしん》させるので、心身ともに安静を保つことが大切です。腹部を保温すると、腸の蠕動運動がしずまるだけでなく腹痛の緩和にも役立ちます。

食生活の面では、温かく、栄養価の高いもの、消化吸収のよいものを心がけましょう。なお、イリノテカンを使用中の人は、乳製品をとると腸内が酸性に傾き、腸粘膜が傷つきやすくなるため、乳製品は禁止とされています。

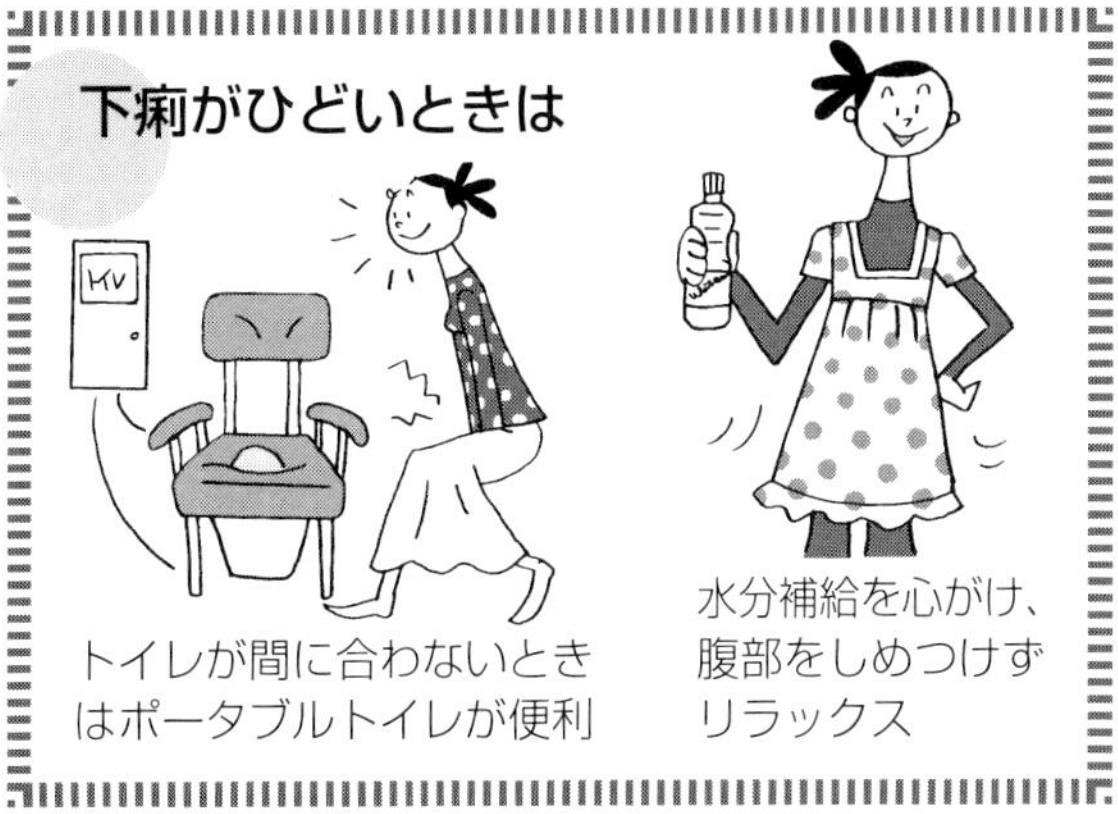
下痢がひどいときは
トイレが間に合わないときはポータブルトイレが便利
水分補給を心がけ、腹部をしめつけずリラックス

色素沈着

●5-FUでは皮膚の黒ずみも

色素沈着は、フルオロウラシル（5-FU）の投与にともなって多くみられる症状です。手足の指先が黒っぽくなってきますが、この副作用だけで投薬を中止する必要はありません。治療期間終了後、皮膚の色は少しずつ改善します。

症状が進むと顔やからだも黒ずみ、指先の皮がむけたり、ひび割れて出血することがあります。この場合は薬を減量するか投与を一時的に中止する必要があります。

骨髄抑制

●貧血は自覚症状がないことも

骨髄《こつずい》は細胞分裂が盛んなので、抗がん剤の影響を受けやすくなります。骨髄に障害が起こると、いろいろな症状（骨髄抑制）があらわれます。貧血もその一つで、抗がん剤により赤血球数やヘモグロビン量が著しく減少すると、組織が酸素不足に陥り、症状が出ます。

貧血の症状があらわれる時期は薬の種類や個人差もありますが、治療を開始してから数週〜数か月後に起こることが多いようです。

軽症の場合は、皮膚や唇、まぶたの裏などが青白くなる程度ですが、症状がみられないことも少なくありません。組織への酸素供給が低下すると、動悸《どうき》、息切れなどがあらわれます。また、脳や末梢《まつしよう》細胞への酸素供給が低下すると、耳鳴り、めまい、疲労、倦怠感、頭痛、思考力低下などが起きてきます。一般にヘモグロビン値が八g／dℓ未満になると、動悸、息切れなどの症状が起こるとされ、この値を目安に赤血球輸血が行なわれます。また、ビタミンB_{12}製剤や鉄剤が用いられることもあります。

●血小板減少で出血の危険が

血小板《けつしようばん》が減少すると出血が起きやすく、また出血が止まりにくくなります。出血部位や量によっては、致命的となる場合もあります。

血小板の数が減少し始める時期は、一般的に抗がん剤投与の約二週間後といわれています。

血小板数の正常値は一二万〜三八万／μlで、一〇万／μl以下になると止血に時間がかかり、三万／μl以下になると軽い刺激で歯ぐきや鼻、粘膜、皮下から出血します。一万／μl以下では臓器出血の恐れがあり、脳内出血を起こすこともあります。自分の血小板数を知り、出血予防を心がけましょう。血小板数が二万／μl以下になると血小板輸血が行なわれます。

また、出血した場合、失血量によっては輸血が必要になることもあります。

出血部位が見えるときは、なるべく静かに横になり、清潔なタオルやガーゼで五分以上圧迫して、速やかに止血します。止血後、出血部位は清潔に保ちます。

ビニール袋に入れた氷水で冷やし、血管を収縮させて止血する方法も効果的です。点滴や採血後なども、圧迫して止血します。

このような症状が出た場合は医師に連絡してください。

●白血球減少で感染の危険が

からだの免疫システムを担う白血球が減少すると、さまざまな感染症を起こしやすくなります。抗がん剤治療開始後一～二週間で起こることが多いのですが、白血球の減少自体には自覚症状がありません。それだけに知らぬ間にからだの抵抗力が低下するので、定期的な検査を受けることが大切です。

とくに白血球の約六割を占める好中球が減少すると、感染の危険が高まります。感染の徴候がみられた場合は、抗生物質が用いられます。また、好中球数が減少して高熱がある場合は、好中球を増加させる顆粒球《かりゅうきゅう》コロニー刺激因子（G－CSF）製剤が併用されます。白血球数が三〇〇〇／μl以下、好中球数が一五〇〇／μl以下の場合は抗がん剤の投与を控えます。

腎障害

●尿量減少やむくみが起こる

腎臓は、からだの老廃物を体外に排泄し、血液を浄化する器官です。それだけに、重い障害が起こると、生命が危険にさらされます。

腎障害を起こしやすい抗がん剤としては、シスプラチンなどのプラチナ製剤が知られています。大腸がんで使われる薬では、再発治療などに用いられることのあるオキサリプラチンがプラチナ製剤です。ただしこれはシスプラチンなどに比べると、腎障害を起こすリスクは低いといわれています。

腎障害が進行して腎不全になると、尿量の減少やむくみ、心不全、呼吸困難のほか、ひどくなると意識障害が起こることもあります。抗がん剤の投与中は定期的にチェックをするのが一般的なので、重度の腎不全で透析を要するほど悪化することはまれです。しかし、高齢者や腎機能が低下している人の場合は、腎不全に陥る危険性も高いので十分な注意が必要です。

腎障害には有効な治療法がないため、予防と早期発見が重要です。

●水分補給と尿量確保で予防

腎障害の予防の基本は、十分な水分補給と尿量の確保です。これによって抗がん剤の排泄を促し、腎臓へのダメージを軽減できます。大量の水分をとるのが不可能なときは、抗がん剤投与の前日から、電解質輸液の点滴で水分を補います。尿量が少ない場合、利尿薬が使われることもあります。

また治療中は、定期的に血液検査を受け、腎機能の状態を把握しておく必要があります。

末梢神経障害

●手足のしびれ・痛みに要注意

末梢《まっしょう》神経は、脊髄《せきずい》神経から枝分かれして、手足などからだの各部分に左右対称に分布する神経で、感覚や運動をつかさどっています。この末梢神経が何らかの原因で障害されると、手足のしびれ、まひなどの感覚異常がみられ、筋力・運動能力の低下が起こります。

再発治療などに用いられることの多いオキサリプラチンでは、大部分の人に、何らかの末梢神経障害が起こるといわれています。

症状のあらわれ方はさまざまです。両手足のしびれから始まることが多く、抗がん剤投与後二～三週間くらいから、手指や足の先端、足の裏にピリピリまたはジンジンする感覚があります。冷水や冷えた缶ジュースなどにさわるとビリビリしびれることもあります。

一般に、薬の使用量や回数が増えるにつれて、しびれの範囲と強さは増してきます。

●根気強い治療が必要

末梢神経障害自体は、致命的な副作用ではありませんが、日常生活に支障が出るので、対症療法として薬物療法が行なわれることがあります。治療後も、回復には長い時間がかかります。障害の程度によっては、数か月～一年以上かかることもあります。重症のケースでは、障害の一部が残ってしまうこともあります。

現状では、末梢神経障害の確かな予防法や治療法はありません。症状を早期に発見して、医師と相談しながら、根気よく治療を続けることが大切です。症状がひどい場合は十分に休養しましょう。

吐き気・嘔吐

●精神的要因もかなり影響

抗がん剤の副作用のなかでも、脱毛と並んでよく知られています。抗がん剤が脳の嘔吐《おうと》中枢やその受容体を刺激したり、食道や胃の粘膜に損傷を与えるために起こると考えられています。

ほとんどの抗がん剤でみられますが、症状の程度は、患者さんによってさまざまです。症状がまったく出ない場合もあります。

精神状態に左右されることが多いのが特徴で、「抗がん剤を使うと吐き気や嘔吐が起こる」という固定観念、あるいは「また起きるのではないか」という不安などがあると、症状がなかなかおさまらないことがあります。また、いったんは落ち着いても、しばらくすると吐き気や嘔吐が起こることもあります。

　吐き気や嘔吐は、多くの場合、長くても数日で症状がおさまります。そのことを理解したうえで、精神的にリラックスすることが大切です。

●制吐剤でコントロール可能

　治療は、薬物療法が中心になります。近年は、セロトニン受容体拮抗《きっこう》剤などさまざまな制吐剤が開発されて、完全とはいえませんが、症状をかなり抑えることができるようになってきています。患者さんによっては、ステロイド剤が併用されることもあります。

　また、精神的要因によって起こる吐き気・嘔吐に対しては、抗不安薬が用いられます。

　いずれの場合でも無理をせず、医師と相談して制吐剤を組み合わせて上手に使用し、症状をコントロールしていくことが大切です。

　なお、個人差はありますが、花や食べ物などのにおい、トイレや吐物の臭気、テレビなどの動きの早い映像などが要因となって症状が起こることがあります。不快になる誘因を取り除き、部屋を清潔に保つように心がけましょう。

　また、吐いてしまった場合は、すぐに冷たい水でうがいをし、氷を口に含むとさっぱりして水分補給にもなります。そして、窓を開けて換気し、深呼吸をしてリラックスしましょう。

吐き気・嘔吐がひどいときは

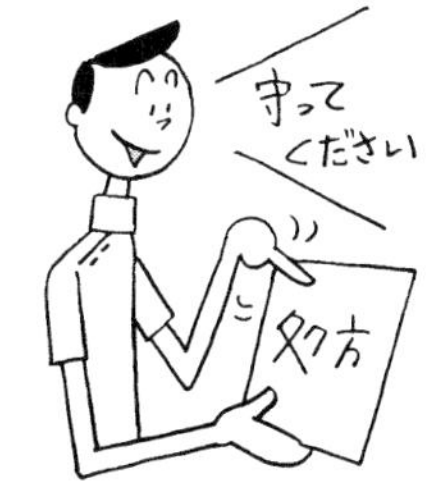

必要に応じ、症状をやわらげる薬の処方を受ける

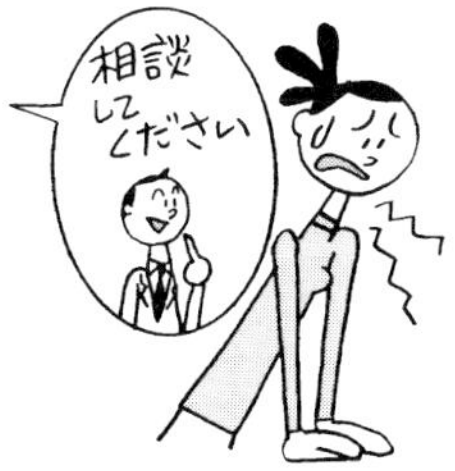

がまんせず医師に相談。精神的にリラックスすることも大切

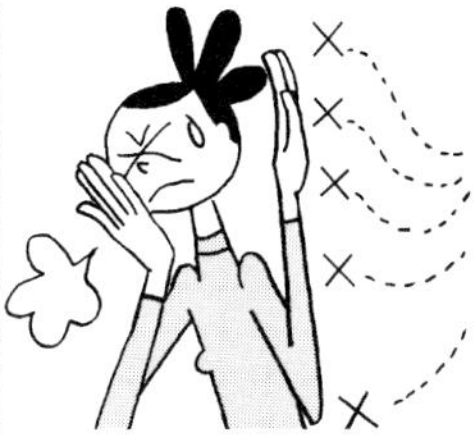
特定の物のにおいなど不快になりそうな誘因をできるだけ除去

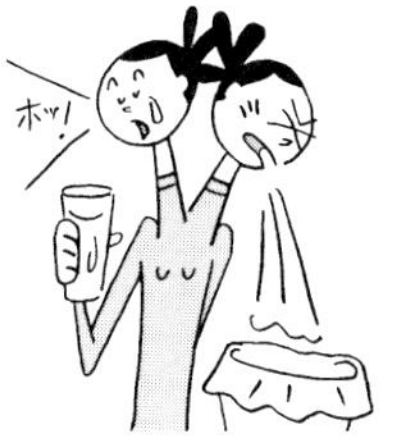

吐いてしまったときは水で口をすすぐ。氷を口に含むとさっぱりしてよい

脱毛

●頻度は高いが治療後は元に戻る

体毛の成長を担当する毛母細胞、とくに頭髪の毛母細胞は細胞分裂が活発です。そのため抗がん剤による影響を受けやすく、脱毛は抗がん剤治療を受けている患者さんの大部分にみられます。大腸がんの治療薬では、再発治療などに用いられることのあるイリノテカンでとくに頻度が高いようです。

ある日突然、ヘアブラシなどに毛がまとまってついていて、脱毛に気づくことがよくあります。脱毛の量は人によって異なり、頭髪が全部抜けることもあれば、気づかないほど少量の場合もあります。

一般に、治療開始から二~三週間後に始まり、抗がん剤投与中は徐々に進行し、一か月ほどで脱毛がかなり目立つようになります。

しかし、脱毛は一時的なもので、抗がん剤治療が終わると、三~一〇か月後にはまた生え始めます。

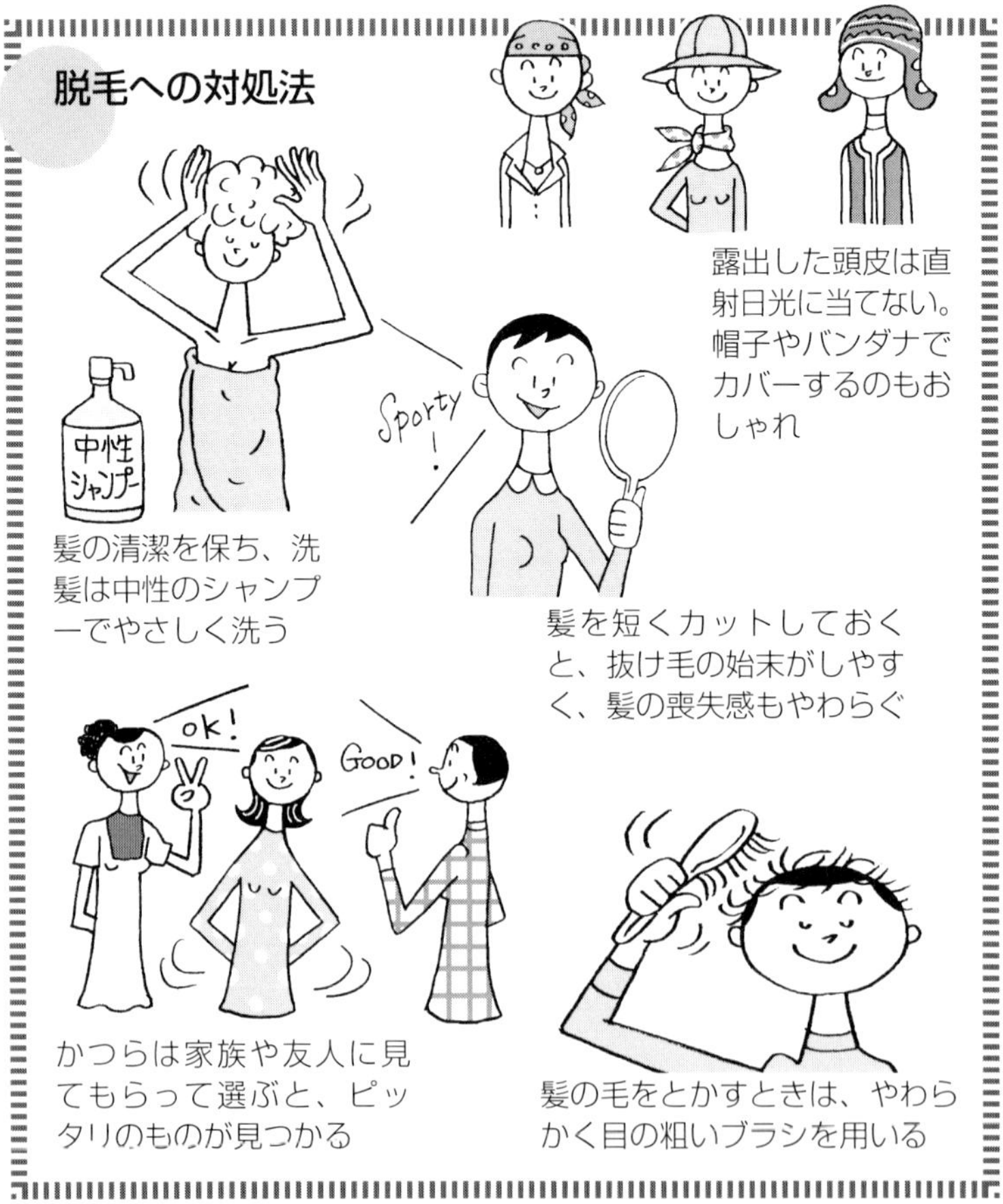
脱毛への対処法
露出した頭皮は直射日光に当てない。帽子やバンダナでカバーするのもおしゃれ
中性シャンプー
Sporty!
髪の清潔を保ち、洗髪は中性のシャンプーでやさしく洗う
髪を短くカットしておくと、抜け毛の始末がしやすく、髪の喪失感もやわらぐ
OK!
GOOD!
かつらは家族や友人に見てもらって選ぶと、ピッタリのものが見つかる
髪の毛をとかすときは、やわらかく目の粗いブラシを用いる

●かつらなどを上手に活用

脱毛そのものは健康面で問題に

なる症状ではありませんが、容貌が変化するので、患者さんの精神的ダメージが問題になります。

これまで頭部への圧迫帯や、頭部を冷やす特殊な帽子、発毛剤など、いくつかの予防策が試みられてきました。しかし、確かな有効性が認められているものは、現在のところありません。脱毛について知らないと、精神的ショックが大きいものです。あらかじめ脱毛の開始時期や期間、再生時期などの説明を受けておきましょう。

治療が終われば髪は必ず生えてくるので、安心してください。

治療前に頭髪を短めにカットしておくと、脱毛のショックをいくらかでも軽減できます。また、脱毛が始まった場合には、一時的に帽子やバンダナ、かつらなどを利用することで、精神的な苦痛をやわらげることができます。

口内炎

●全身状態が悪化することも

口内炎も多くの抗がん剤で起こる副作用で、大腸がんの治療薬のなかではフルオロウラシル（5―FU）でよくみられます。一般に、治療開始後二～一〇日目ころにあらわれることが多く、この時期に白血球減少が重なると、細菌感染を引き起こして、全身状態が悪化することもあります。

抗がん剤による口内炎は一時的なもので、必ず治ります。ただ、いったんできてしまうと、粘膜が再生するのを待つしかないため、治療を開始する前から予防することが重要です。

●うがいや薬で感染を予防

予防の基本は歯磨きとうがいを励行し、口内を清潔に保つことです。毎食後三〇分以内と、寝る前の一日四回、やわらかいブラシで歯を磨きましょう。入れ歯を使用している場合は、入れ歯の洗浄も忘れずに行ないます。ただし、清潔を保つためにブラッシングをしすぎると、口内の粘膜を傷つけてしまい、逆効果となるので、注意が必要です。

口内炎による痛みが強いときは、症状に合う鎮痛薬を使用します。

また、口内炎があると食事がしにくくなりがちですが、治療を続けるためにも食事は重要です。刺激物を避け、やわらかく、消化のよいもので十分な栄養を補給しましょう。熱すぎるものも、避けたほうがよいでしょう。

やわらかい食材を使った口腔《くう》食を利用するのも一つの方法です。

再発への不安を克服するには

●定期検診で再発の有無を常にチェック

がんがほかの病気と大きく違う点は、いったん治っても、常に再発の不安がつきまとうことです。治療が終了して無事退院したのちも、再発の不安と向かい合って暮らしていかなければなりません。

再発を心配するあまり精神的ストレスがたまって、不眠や動悸《どうき》、うつ状態などの症状を誘発し、生活に支障をきたす場合もあります。

そのような事態を避けるためには、何よりもまず「自分は治ったんだ」という自信をもつことが大切です。

また、その自信を根拠のあるものとするために、定期的な検査で再発の有無をチェックし、医師から指示された生活の注意をきちんと守ることも重要です。

●うつ状態などが強いときは精神神経科へ

再発の不安を解消できず、うつ状態や不眠など心の病気が疑われるような症状（→P76）が強まった場合には、精神神経科で治療を受けましょう。

心理療法としては、カウンセリングやグループ療法がよく用いられます。カウンセリングでは、医師や臨床心理士などが、患者さんの不安や複雑な心境を聞きながら、精神的にサポートしてくれます。また、グループ療法では、医師や臨床心理士のもとで同じ悩みをもつ人たちが話し合うことで、不安の解消、心の充実がはかれます。

とくに治療を受けなくても、がん患者の会に参加したり、入院中に交流のあった人と会って近況などを語り合ったりするだけでも、同様の精神的効果が得られます。

●家族は不安と戦う患者さんを支える心づかいを

入院中は医療スタッフや、自分と同じようにがんと闘っている人が近くにいるので、患者さんは不安や孤独感をある程度解消できます。しかし、家庭に戻ると周囲は健康な人だけになってしまい、患者さんは疎外感に襲われがちです。

周囲の人は、不安と戦う患者さんの気持ちをよく理解して、温かく支えてあげることが大切です。

第3章

ストーマ（人工肛門）をつけたとき

慣れれば手術前と同じ生活が送れる

医師の説明をよく聞いて ストーマと上手につき合う

直腸がんのため肛門《こうもん》を含めて直腸を切断する手術（直腸切断術）を受けると、手術後はおなかにつくられた人工肛門（ストーマ）から便を排泄するようになります。医師からの説明をよく聞いて、十分に理解しておきましょう。それが、ストーマと上手につき合う第一歩です。

ストーマは、左図のように腹腔《くう》へ腸の終点を導いてつくられます。その先にはストーマ装具（パウチ）をつけ、便を受け止めます。

最近の装具は品質も向上し、便の漏れ出しがないように改良され、使いやすくなっているので安心です。

医師や看護師の指導で ケアの方法をマスター

手術前は、便意を感じたときに肛門括《かつ》約《やく》筋の働きで排泄したり、逆にがまんして直腸に便をためることができました。しかし手術後は、腸内で消化吸収がすんだ排泄物は、とくに便意を感じないまま自分の意識とは無関係に便として排泄されます。

そこで、排泄物を定期的に捨て、ストーマの周辺を清潔にする「ストーマケア」が必要になります。最初は戸惑うかもしれませんが、手術直後から医師や看護師などの専門家が指導してくれるので心配いりません。慣れれば手術前と同じように過ごすことができます。

MEMO

ストーマとは

ストーマはギリシャ語で「口」を意味し、医学的には便や尿の人工的な排泄口をさします。便を排泄する人工肛門《こうもん》は「消化器系ストーマ」といい、小腸ストーマ（イレオストミー）と結腸ストーマ（コロストミー）があります。一般にストーマというと人工肛門をさすことが多く、膀胱《ぼうこう》全切除にともなって尿を出すためにつくられた尿の排泄口は「尿路ストーマ」と呼んで区別されます。

ストーマのしくみと特徴

ストーマのしくみ

- ストーマには孔が1つの単孔式ストーマと孔が2つの双孔式ストーマがある
- 直腸切断術後の人工肛門造設術（肛門まで含めて直腸を切除する手術）では、結腸の一部（S状結腸）を下腹部に導いて人工肛門（ストーマ）をつくる

単孔式ストーマ

直腸切断術などの場合につくられる代表的な永久的人工肛門

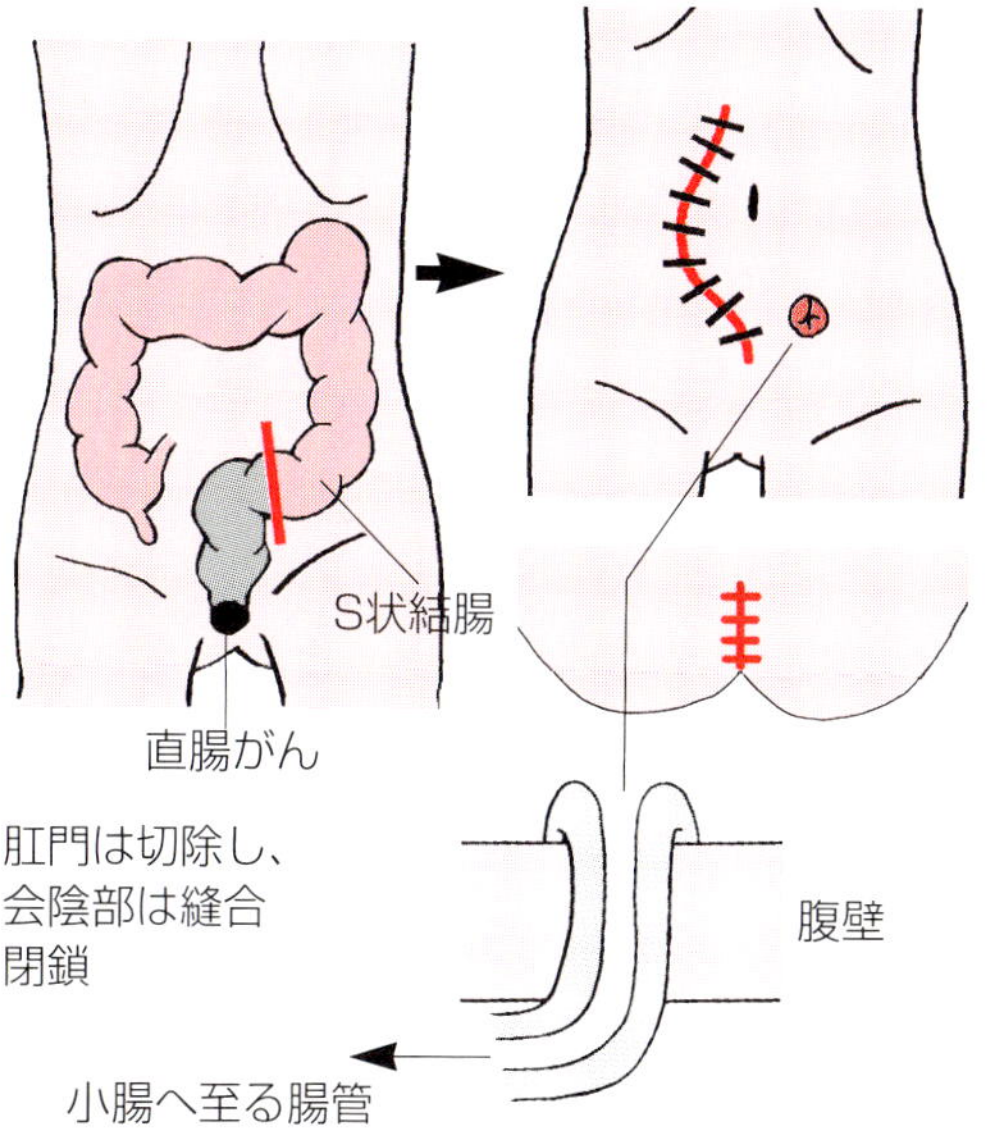
S状結腸
直腸がん
肛門は切除し、会陰部は縫合閉鎖
腹壁
小腸へ至る腸管

双孔式ストーマ

緊急手術や縫合不全などの場合に一時的につくられることがある

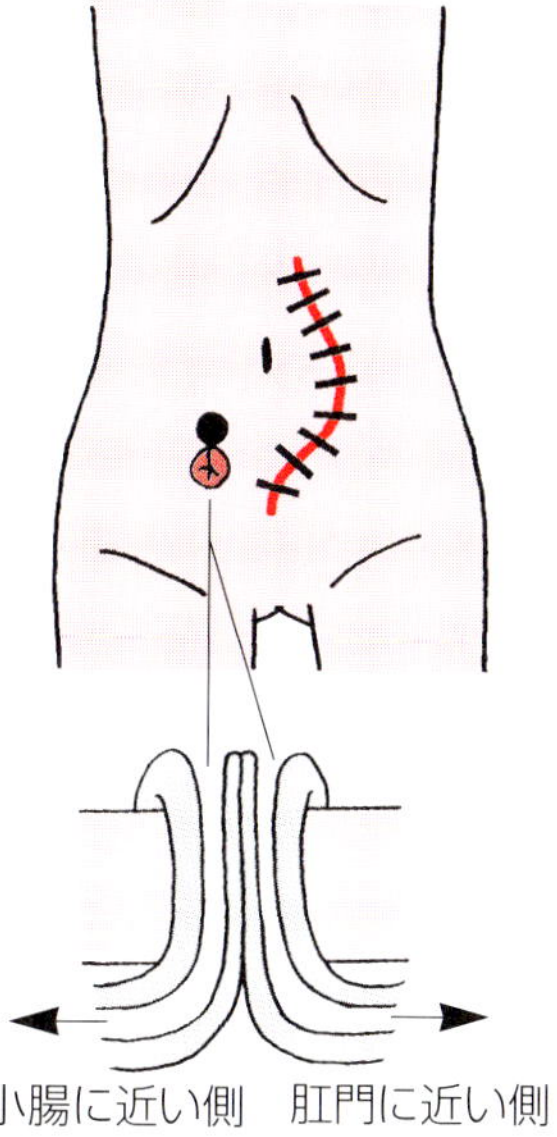
小腸に近い側
肛門に近い側

ストーマの特徴

- 粘膜なのでピンク色をしている
- 粘膜は腸壁の一部。常に粘液や腸液が分泌されている
- からだの内側から外部に向かって常に圧力がかかっているので、お風呂でもお湯が入ることはない
- 痛みを感じる神経がないので、さわっても痛くない
- 便意は感じられない。自分の意志と関係なく腸管を運ばれてきた便はストーマから排泄される

自分に合った ストーマ装具を選ぼう

ストーマ装具には防臭効果や防水効果が施されているので、においや液体成分が漏れ出て服を汚す心配はありません。ただし、装具の形状やサイズ、装着方法などが合っていないと、便やにおいが漏れてしまうこともあります。安心して日常生活を送るためには、看護師などに相談して自分に合う装具を選び、正しい装着方法を身につけることが大切です。

ストーマ装具は一度正しく装着すれば数日間使用が可能です。袋に便がたまったらトイレなどで捨て、排出口をきれいに拭いて使用を続け、週に二~三回の割合で交換する人が多くみられます。装具を「交換時期が来たら使い捨てる下着のようなもの」と考えるとよいでしょう。

なお、装具の交換時は、ストーマ洗浄を行なって皮膚を清潔に保ちます。

ストーマ装具の種類と形状

面板（フランジ）…皮膚に密着する
ストーマ袋…便を受け止める袋（パウチ）
便排出口…ここをあけて便を排出する

ワンピース型装具（単品系）

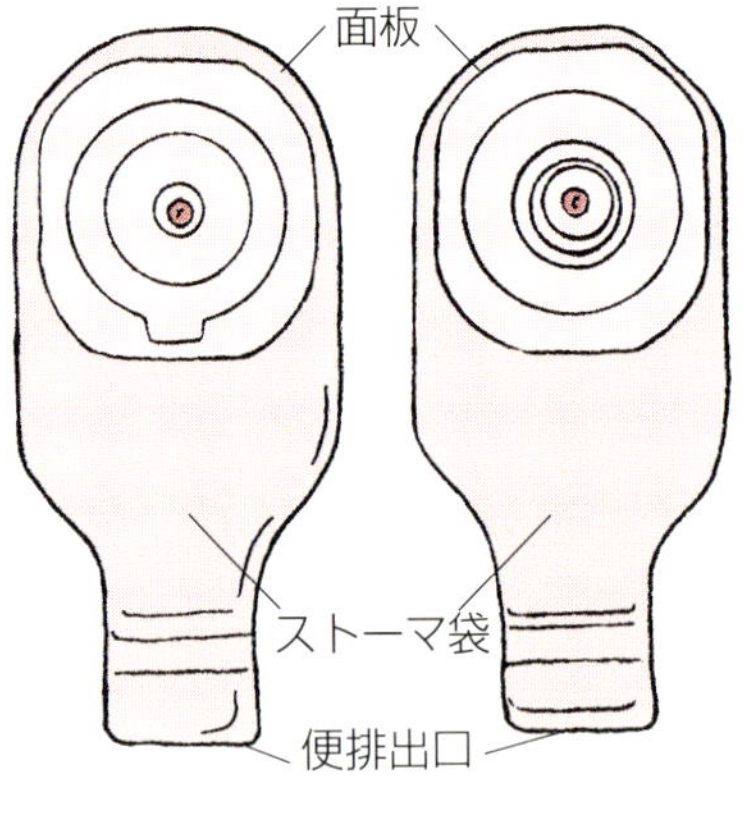

面板とストーマ袋が一体になっているので、取り扱いが簡単

ツーピース型装具（二品系）

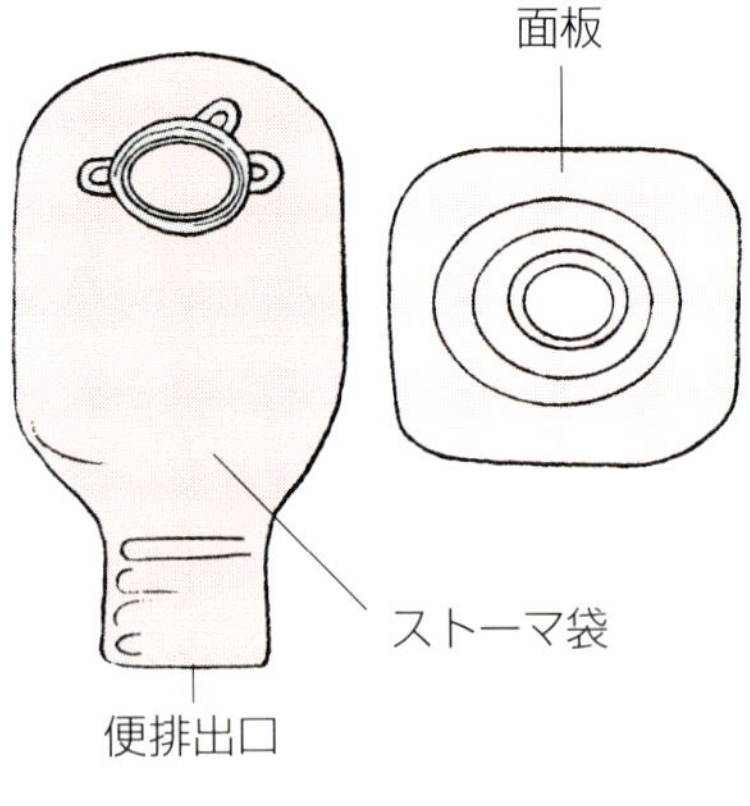

面板とストーマ袋が分かれているので、面板を貼ったまま袋の向きだけを自由に変えることもできる

注意点　装具は使い捨て（使用済み装具の処理方法→ P 56）

ストーマ装具をつける前に

はじめに

古い装具をはずし、ストーマをきれいに拭いておく（洗う場合はP55を参照）。新しいストーマ装具は、すぐつけられるように準備し、そろえておく

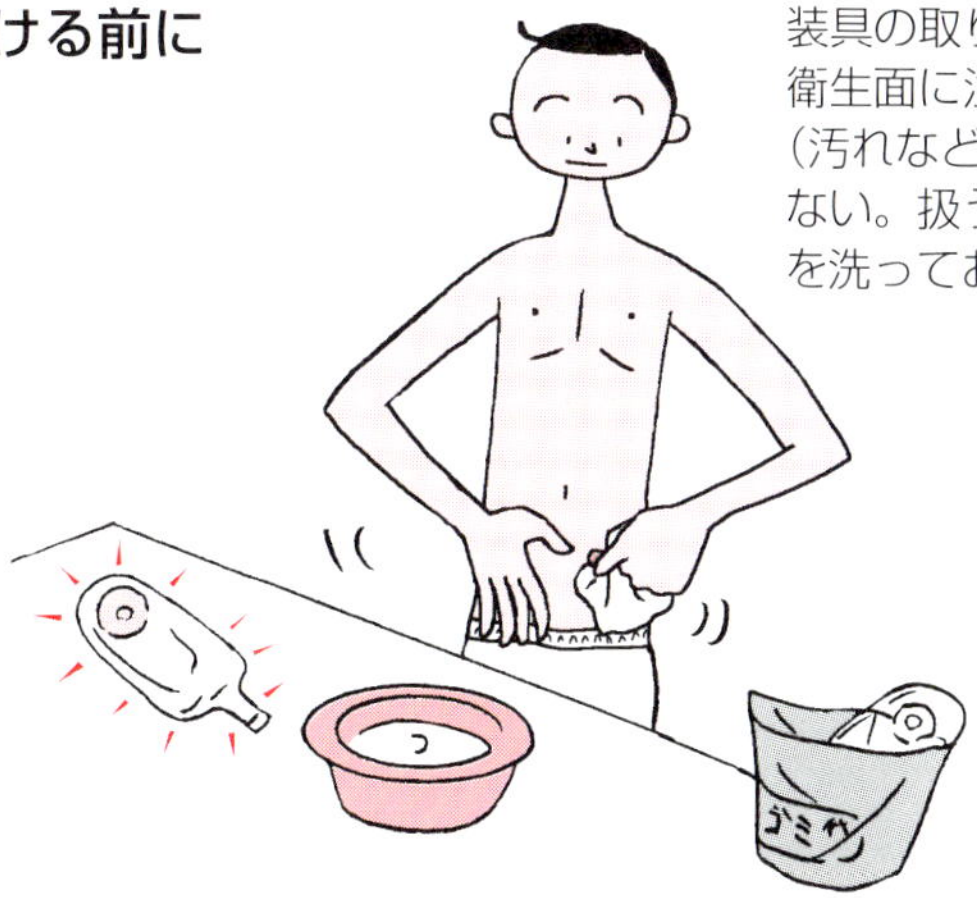

装具の取り扱いは衛生面に注意する（汚れなどをつけない。扱う前に手を洗っておく）

装具の準備

ツーピース装具では、自分のストーマの大きさに合わせて面板の孔をフランジカッターやハサミでカットしておく（最初からカットされているタイプもある）

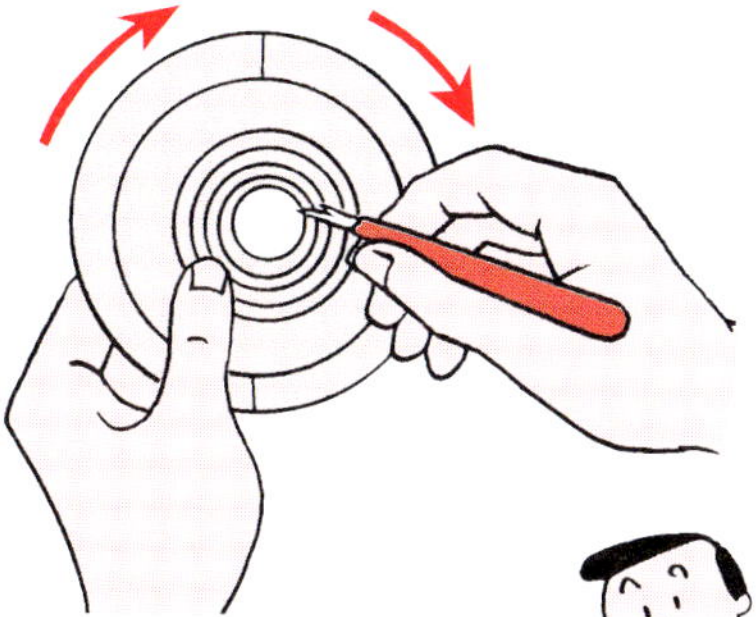

ストーマの観察

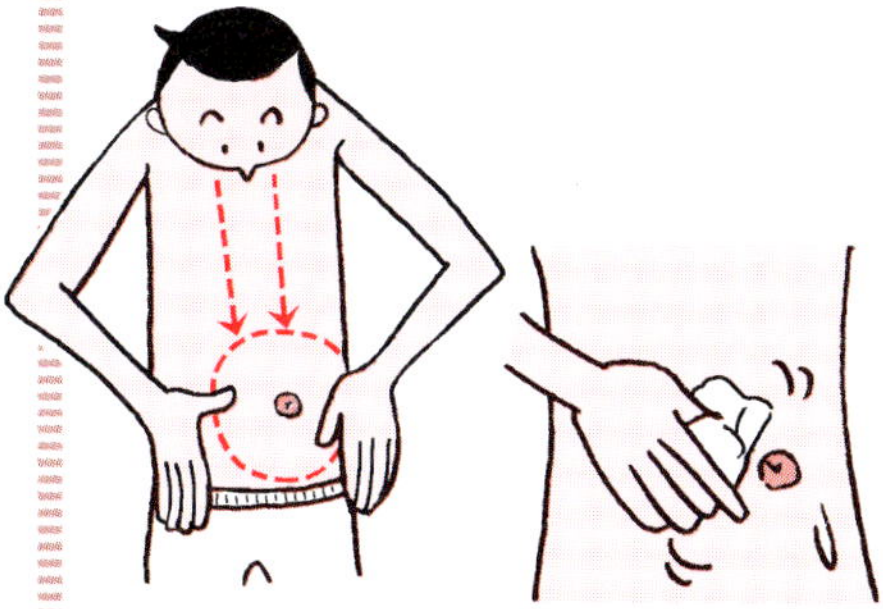

ストーマをよく観察し、かゆみやただれ、はれなどがないかチェック（異常があれば手当をする→P61）

洗った場合は、水気を拭いてよく乾かしておく

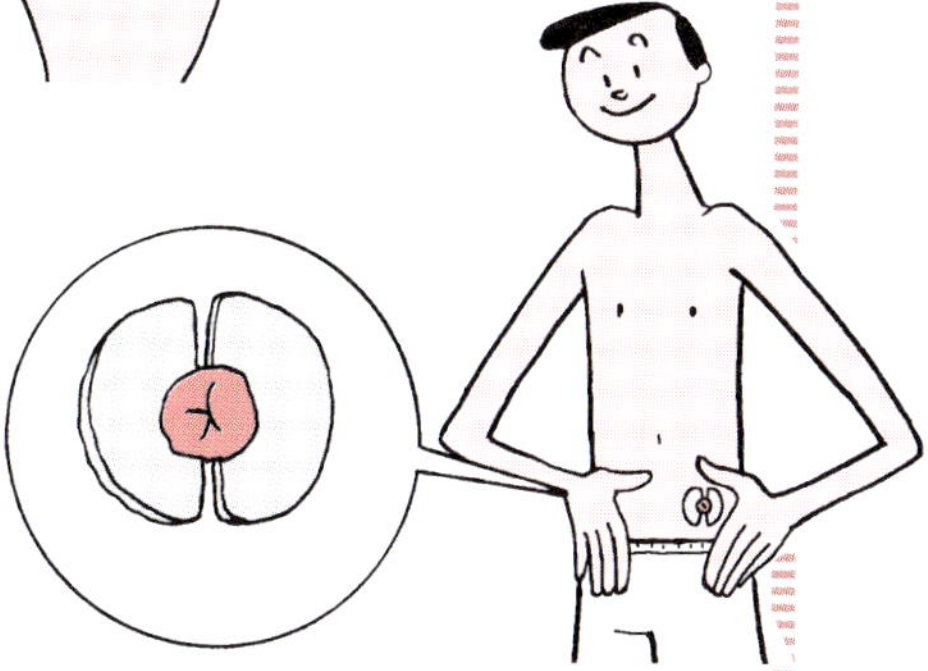

ストーマ周辺の皮膚に凹凸やシワ，ゆがみなどがあると便が漏れる原因になりやすい。パテやウエハー（→P71）などの用具を使って自分で補正できる場合は、補正しておく

ストーマ装具の装着法

ツーピース型装具の場合

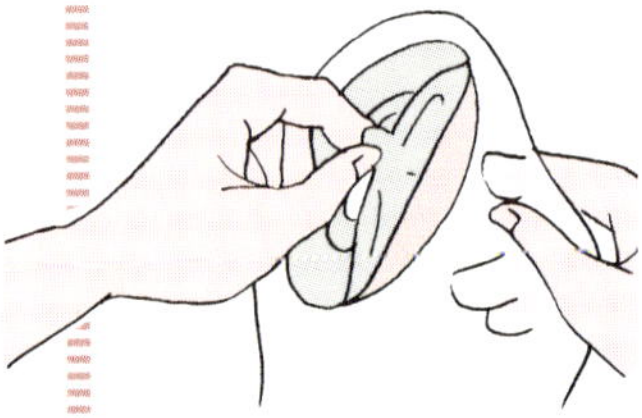

①新しい装具の面板の裏紙をはがす（孔の大きさは準備段階で確認しておく）

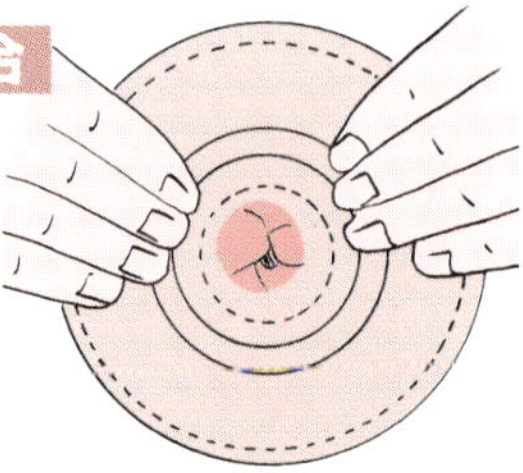

②ストーマに合わせて、ていねいに面板を貼り付ける

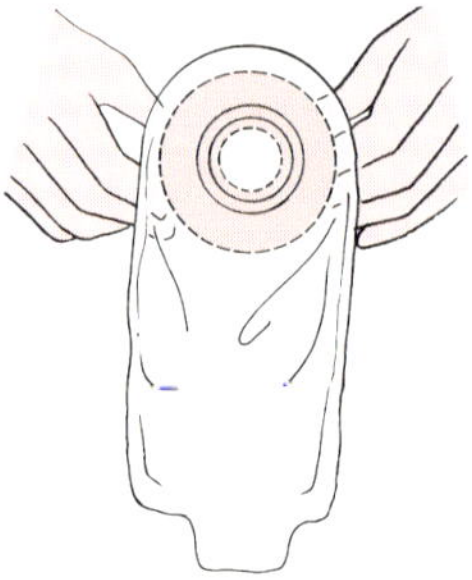

③装具(ストーマ袋)を貼りつけて密着させる

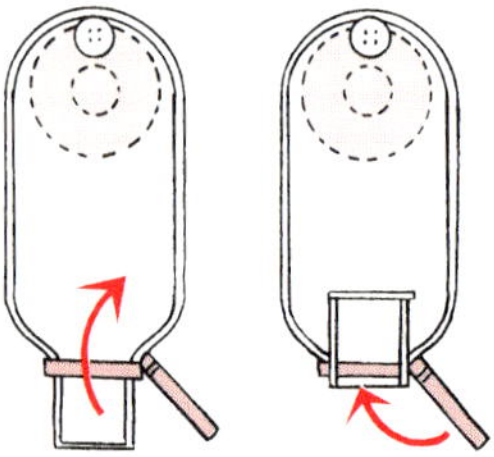

④ストーマ袋の底をクリップ（排出口閉鎖具）でとめる

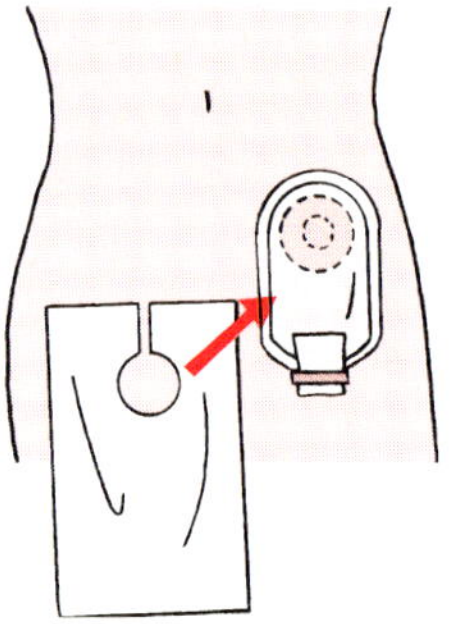

⑤ストーマ袋にカバーが付属していればカバーをつけ、ストーマ袋が皮膚と直接接しないようにする

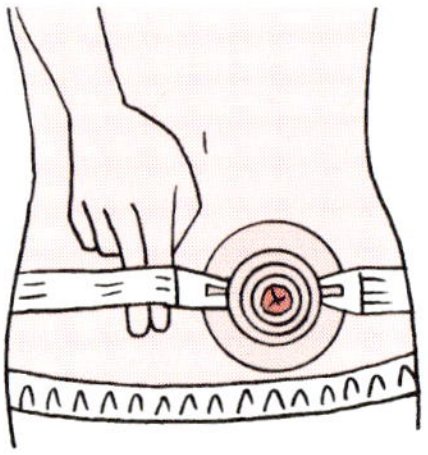

⑥装具の装着はこれで完成。必要に応じ、ベルトやテープ（→P71）などで装具の固定を補助してもよい

ワンピース型装具の場合

面板とストーマ袋が一体になっているので、ツーピース装具の手順①～③を一度に行なえる。それ以後の④～⑥は同じ

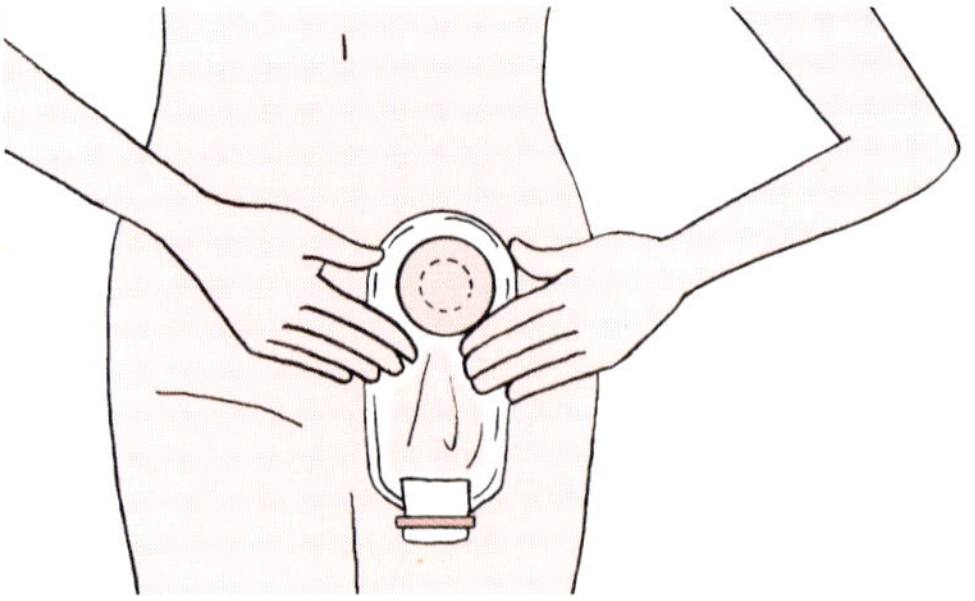

ストーマ洗浄の手順

用意するもの

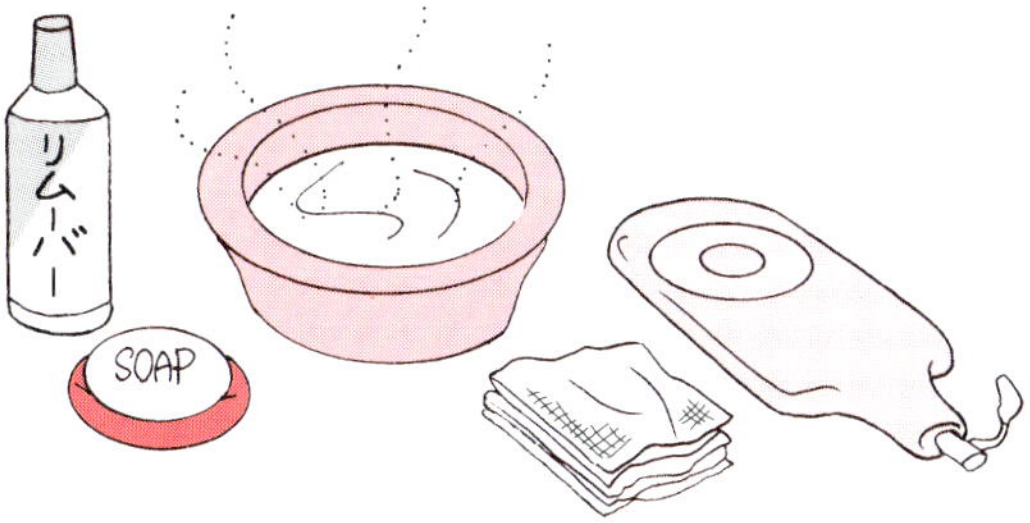

お湯、石けんまたは弱酸性洗剤、ガーゼ、ストーマ装具、剥離剤（リムーバー）、ゴミ袋など

手順

強くこすりすぎない。粘着剤を取るときは剥離剤（リムーバー）を使い、ベンジンなどは使わない

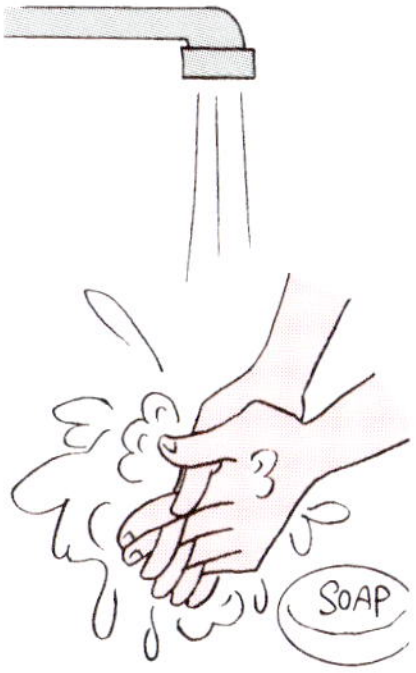

①石けんを使い、流水で手を洗う

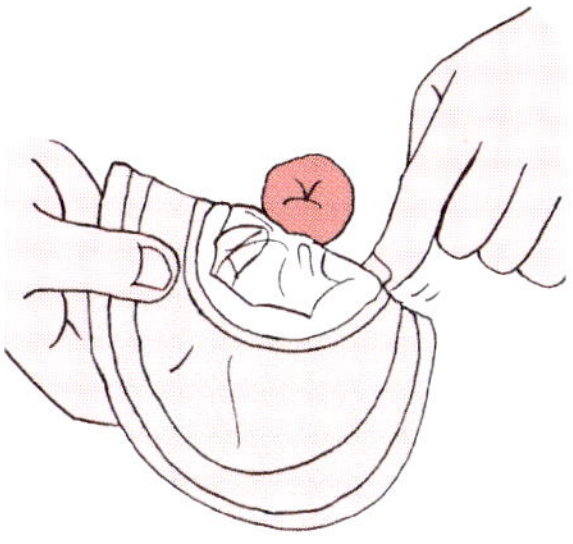

②皮膚を刺激しないようにゆっくり少しずつ装具の面板をはがす。はがしにくいときは剥離剤を使用する

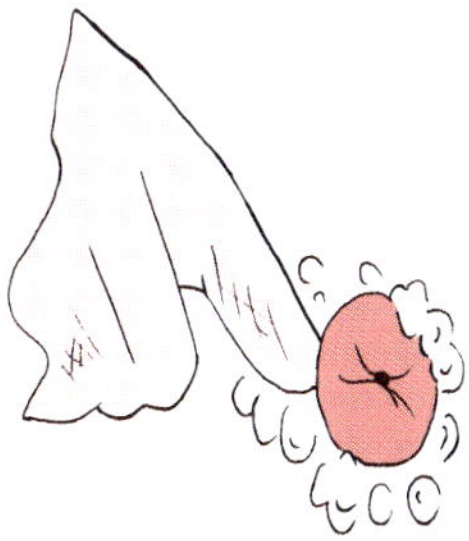

③石けんまたは弱酸性洗剤で周辺の皮膚をやさしく洗う。肌に付着した装具の粘着剤をきれいに落とすことが大切

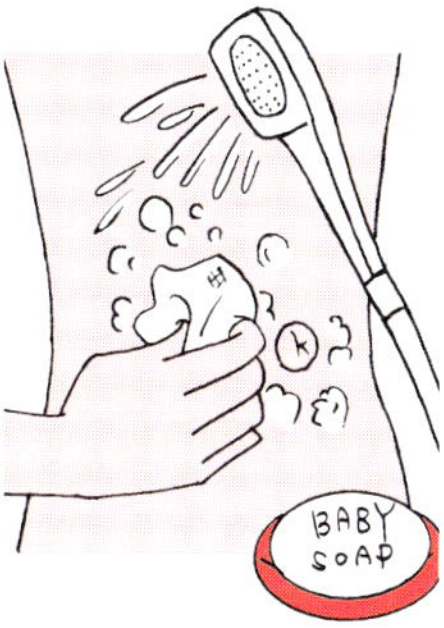

④お湯でぬらしたガーゼかシャワーで石けん成分を完全に落とす

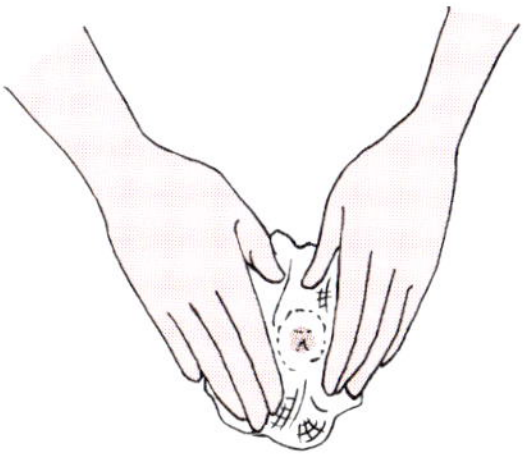

⑤乾いたガーゼで水分をよく拭き取り、周辺の皮膚を乾かす

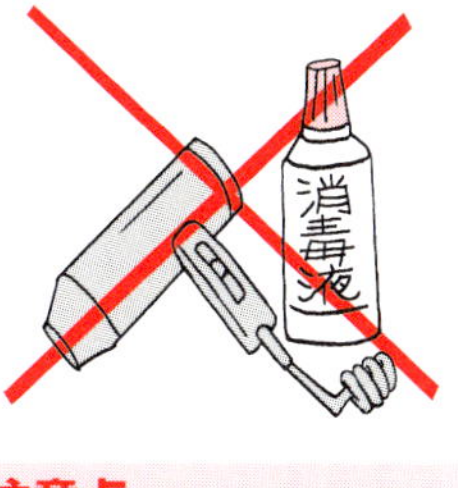

注意点
消毒の必要はない。ドライヤーは使わないこと

排便の処理には二つの方法がある

自然排便法と洗腸排便法の長所と短所

ストーマを装着している場合の排便のしかたには自然排便法と洗腸排便法の二つがあります。特徴は次のとおりです。

自然排便法　おなかに装着したストーマ袋の中に、腸管から自然に排出される便をためておく方法です。体力のない人にも無理なくできる最も基本的な方法ですが、便は自分の意志と関係なく腸管からストーマ袋へ排出されるので、ときどき袋をチェックする必要があります。

袋の中に便がたまりすぎると、その重みに耐えられなくなる可能性が出てくるので、袋の三分の一以上たまったらトイレなどで排出します。

洗腸排便法　ストーマから腸内にぬるま湯を入れること（洗腸）で刺激し、浣腸のように強制的に腸の中にある便を排出させる方法です。自分の都合のよい時間を決めて一～二日に一回程度、定期的に行なうことで、多くの場合、洗腸をしたとき以外の排便がなくなります。

ただし、特殊な専用の器具を使用するので、医師の許可と専門的な指導が必要です。体力のない人や体調の悪い人、腸の状態が適応しない人には許可されません。大腸を全摘出して小腸ストーマを設けた人や、横行結腸にストーマを設けた人には、この方法は向いていません。

反対に下行結腸やS状結腸にストーマを設けた人で自然排便法をきちんとできているなら、この方法が可能です。

MEMO

使用済み装具の処理方法

ストーマ袋の中の便は必ずトイレに流します。装具表面に便が付着していたらきれいに拭き取ります。その後、新聞紙などに包み、ゴミ袋に入れて捨てます。通常は燃えないゴミに分類されますが、地域によって異なる場合があるので各自治体に確認してください。

ストーマの位置で異なる便の形状

ストーマが単孔式か双孔式かは病状や治療方法によって選択される

回腸（小腸）ストーマ

水様便

自然排便法○
洗腸排便法×（向かない）

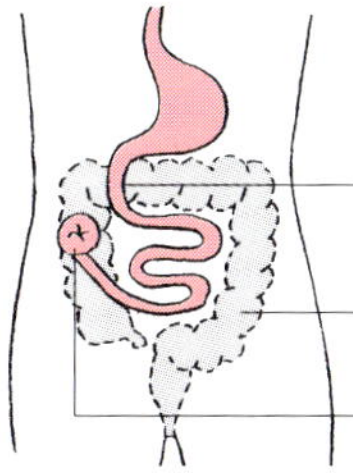
残っている部分
切除された部分
単孔式ストーマ
（大腸全摘出で
右腹壁に開口）

上行結腸ストーマ

水様～泥状便

自然排便法○
洗腸排便法×（向かない）

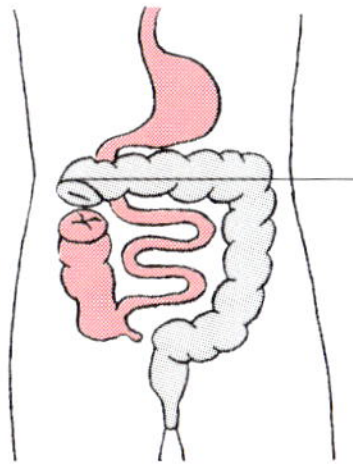
上行結腸と横行結腸では治療過程で一時的に造設される双孔式ストーマの場合が多いが、病状や治療法によっては単孔式ストーマの場合もある

横行結腸ストーマ

泥状～軟便

自然排便法○
洗腸排便法△（大腸が短い場合には向かない）

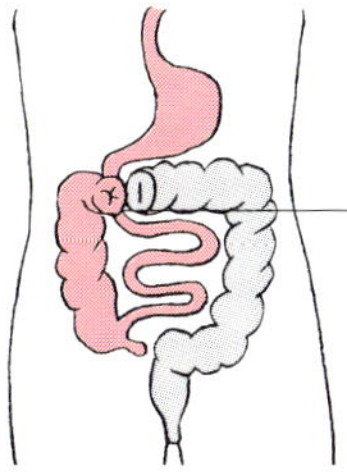

下行結腸、S状結腸ストーマ

軟便～固形便

自然排便法○
洗腸排便法○（許可される）

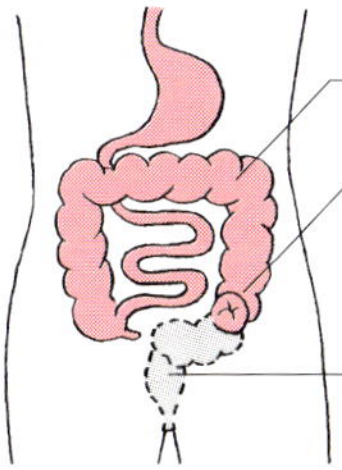
残っている部分
単孔式ストーマ
（直腸切断術後は
左腹壁に開口）
切除された部分

注意点

ふだん洗腸が可能な人でも、次の場合は洗腸排便を行なわない
体力がない／体調が悪い／1時間以上座位を保てない／高齢で認知・技術力に不安がある／洗腸しても1日もたずに便が出てしまう／放射線治療を受けている／災害時･･･など

まずは自然排便法をマスターしよう

　自然排便法も洗腸排便法もそれぞれ長所・短所があるので、どちらがいいということはできません。しかし、まずはどんな場合にも可能な自然排便法で処理できるようになることが大切です。

　自然排便法をマスターし、体力や体調、ストーマの位置などの条件が合い、医師の許可を得られれば、洗腸排便法を行なうことができます。看護師などにやり方の指導を十分に受けて行ないましょう。

　ただし、洗腸排便法は約一時間座った状態で強制的に排便するため、時間に余裕がないと困難です。座位によって肛門《こうもん》をふさいだ傷が痛むこともあり、無理に行なうと体調をくずすこともあります。したがって、洗腸排便法を定期的排便法として本格的に行なうのは、手術後半年以上たってからのほうがよいでしょう。

自然排便法の手順と注意

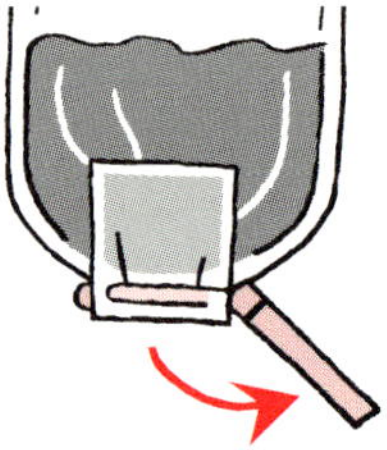

①ストーマ袋のクリップをはずす
ストッパーを押してから引き下げ、クリップをはずす

便はトイレの便器かオストメイト対応の排泄物流し台（→P101）へ出す

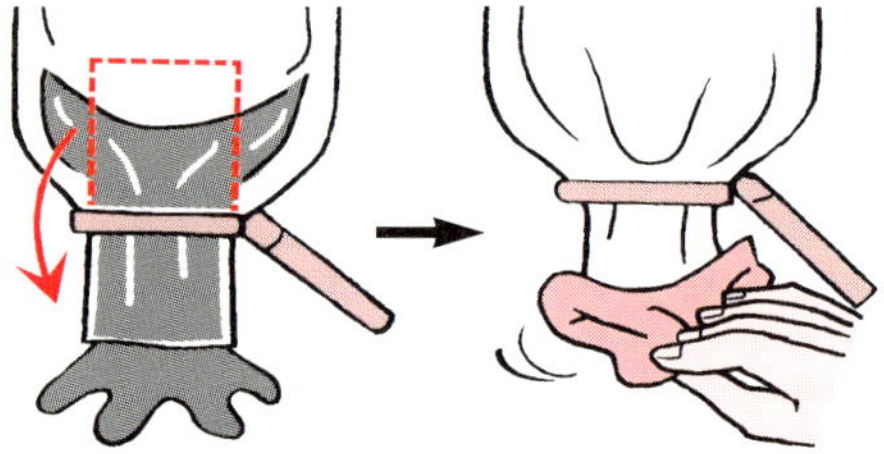

②便を排出する
袋の先端を外側に折り返して便を出す。先端に付着した便はトイレットペーパーなどできれいに拭き取る

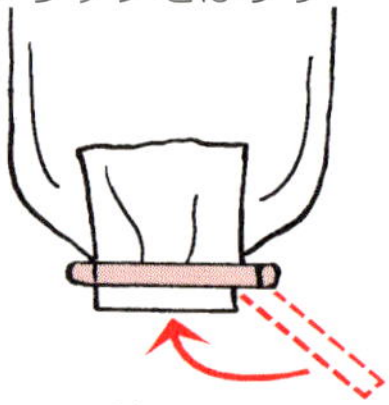

③クリップを閉じる
袋の先端を元どおりにしてクリップを閉じる

注意点

- 便が袋の3分の1以上になったら捨てる（重くなりすぎないように注意）
- 排出処理時に先端の折り返しを忘れない（袋の外側や手に便が付着するのを防ぐため）
- 装具は交換時に使い捨てる（無理に洗って再使用しようとすると、においや漏れの原因に）

洗腸排便法の手順と注意

準備 トイレや浴室などの場所を確保／1時間程度の時間を確保／その日の体調をチェック(体調が悪い日は無理をしない) ／必要な物品をそろえる

用意するもの

洗腸用キット（洗腸液袋、チューブ、スタンドなど）、洗腸用装具、ぬるま湯（37～40度）1ℓ前後、潤滑油（オリーブ油など）、ティッシュまたはトイレットペーパー、タオル、ゴミ袋、洗腸後用装具

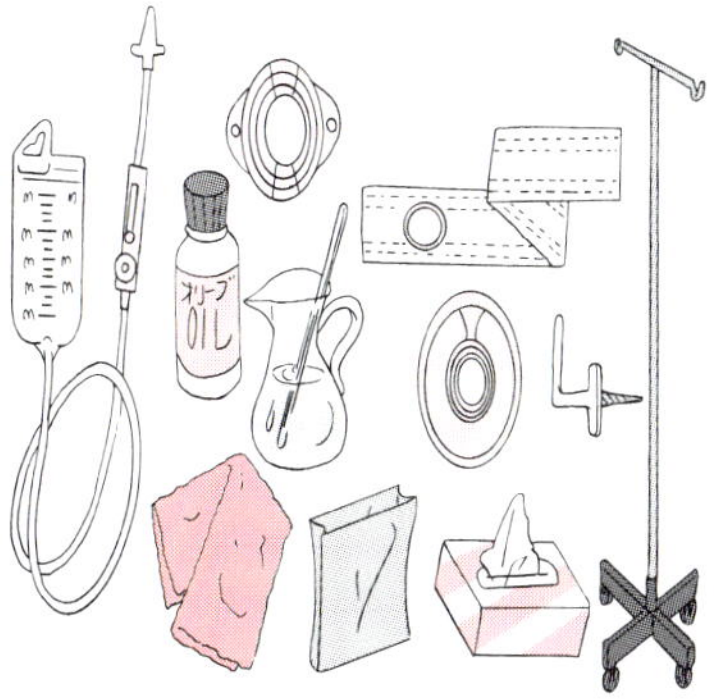

洗腸液の量

ぬるま湯の注入は600㎖程度から開始し、毎日少しずつ量を増やしていきます。1000～1500㎖程度が最終的な注入量の目標となります

手順

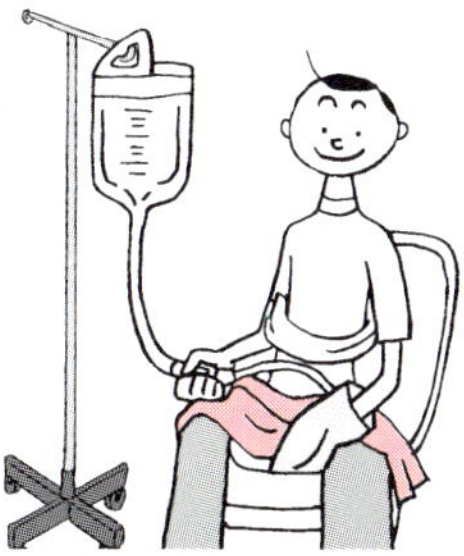

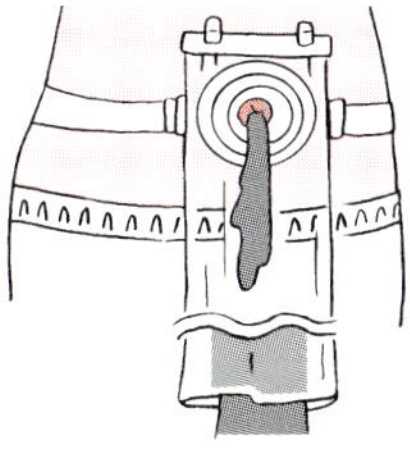

①ぬるま湯を洗腸液袋に入れ、ストーマ上60～80㎝の位置でスタンドなどに吊るす。その一方で、洗腸用装具をつけておく

②洗腸用キットのチューブ先端にある注入部品をストーマにさし入れる。入れにくいときは潤滑油を塗る

③洗腸液袋のぬるま湯を腸の中に1分間に100㎖の速度でゆっくりと注入する

④しばらくストーマを押さえ、自然に便が出るのを待つ

⑤はじめ大量の便が出て、30分後ぐらいに少量の後便が出る

⑥後便を確認し、すべての便が出終わったら洗腸終了。注入部品とチューブ、洗腸用装具をはずし、ストーマをきれいに拭き、洗腸後用装具をつける

注意点

- 必ず医師の許可を得て行ない、体調が悪い日は無理をしない
- 食後1～2時間の間や空腹時は避けて実施する
- 慣れるまでは不意の排便に備えて自然排便用装具をつけておく
- ぬるま湯の温度や注入スピード（100㎖／分）に注意する

皮膚のトラブルを解消するには

上手なスキンケアでトラブルを予防

ストーマ装具は肌に密着するので、人によっては赤くなったり、ただれなどのトラブルが起きることがあります。しかし、適切なスキンケアを行なえば予防が可能で、トラブルも最小限に抑えることができます。よくある皮膚のトラブルは、おもに次の原因で起こります。

①汗や排泄物の付着
②粘着剤や皮膚保護剤などの接触
③乱暴な装具交換（皮膚に密着している面板を無理やりはがす、こするなど）
④細菌感染（汗や排泄物の接触で周囲の皮膚が不衛生になる）

皮膚のトラブルの予防には、ストーマ周辺の清潔が第一です。また、肌に合わない粘着剤や皮膚保護剤を避け、皮膚をこすったり引っかいたりしないように注意します。装具交換時に粘着剤などを石けんでよく洗い落とすことも大切です。

かゆみや湿疹の広がりはすぐに医師に相談する

ストーマの周辺のかゆみや赤みを放置するうちに、やがて皮膚の表面に血がにじんだり、皮膚カンジダ症などの真菌感染を起こして化膿し、痛みが生じることがあります。こうなると装具をつけるのが難しくなってしまうので、できるだけ早めに「ストーマ外来」を受診してください。皮膚に塗布薬を処方してもらうなどの治療を受けましょう。

POINT

わからないことは「ストーマ外来」へ

大腸がんの手術後、ストーマケアが必要な患者さんを専門的に受け付ける外来です。医師の診察が必要ないときでも、看護師などがストーマに関するさまざまな相談にのってくれます（病院によっては、ほかの名称でストーマの外来相談を受け付けているところもあります）。

ストーマ周辺の皮膚トラブルと対策

便が漏れてかぶれた	●装具のはがれをなくす ●接着面のシワやくぼみにも注意 ●装具の孔の大きさは適当かチェック ●便廃棄や装具の交換が遅れないようにする（装具交換は3～4日が目安） ●漏れた便はきれいに拭き取り、皮膚を洗浄
ストーマ周辺が赤い・はれる・痛む	●皮膚保護剤や粘着剤が肌に合っているかチェック ●交換時に無理やりはがさない ●はがれにくくても引っかかない
ストーマ周辺が傷ついている	●交換時に無理やりはがさない ●はがれにくくても引っかかない ●はがしやすくする工夫として石けんをつけたガーゼや剥離剤（リムーバー）を使うのもよい
ストーマ周辺に湿疹がある	●あせもがないかチェック ●汗をかきやすければよく洗う ●夏場などはふだんより早めの間隔で装具交換する ●かゆみのある湿疹が広がる場合は真菌感染（カンジダ菌など）の可能性もあるので早めに受診する

注意点

ストーマ造設術から時間がたって体型が変わったりすると、それまでの装具が合わなくなって便漏れが起きやすく、皮膚がただれやすくなることがあるので要注意。早めにストーマ外来を受診し、からだに合う装具に変える必要がある

敏感肌には粘着剤や皮膚保護剤の使用前テストも

ストーマ装具の粘着剤は、装具の脱落を防ぐ役割をしています。また、粘着剤に加え、皮膚保護剤が使用されているものもあります。しかし、これらが皮膚に合わないためトラブルの原因となっていると考えられる場合は、使用前に簡単なテストをすることがすすめられます。

このテストはパッチテストといい、粘着剤や皮膚保護剤を小さく切って腕などに貼ります。そのまま一～二日たって赤くなってきたら、かぶれていると考えられます。数日たっても赤くならない、何も起こらないものがあれば、それが自分の皮膚に合っていると考えられます。

粘着剤や皮膚保護剤にはいくつかの種類があるので、このようなテストを希望する場合は、ストーマ外来で医師や看護師に相談してみるとよいでしょう。

ストーマの粘膜も毎日よく観察しておく

ストーマ装具の装着面の皮膚やその周辺はもちろんのこと、ストーマ自体のチェックも毎日行ないましょう。

①ストーマ自体の色に変化はないか
②黒ずみや出血はないか
③周辺の肉が盛り上がったりしてないか
④異常な分泌物がないか

ストーマは結腸（大腸全摘出の場合は小腸）の末端をおなかから出してつくられた便の出口ですから、その表面は赤みをおびた腸の粘膜そのものです。粘膜なのでいつも腸液などの分泌があり、ある程度うるおっています。しかし、健康な状態なら、ストーマ自体に痛みを感じることはありません。

異常を見つけてすぐ対処するには、ふだんの健康な状態のストーマの色や表面の様子を覚えておくことが大切です。

MEMO

皮膚保護剤とは

ストーマ装具の面板（肌に密着する部分）には皮膚保護剤が使用されているものと、単に粘着剤だけが使用されているものがあります。肌の弱い人には、ふつう、皮膚保護剤の使用がすすめられます。

皮膚保護剤には、次のような役割があります。

①便が直接つかないように皮膚を守る
②汗や水分を吸収
③ストーマ袋との密着度をより高め、便の漏れ防止を促す

ストーマ周辺のチェックポイント

装具	ストーマ（人工肛門）	周辺の皮膚
□ 面板の開口部の大きさはストーマの大きさに合っているか	□ 色は健康か	□ 赤みはないか
□ 粘着剤や皮膚保護剤が肌に合っているか	□ 出血はないか	□ かゆみはないか
□ 装具が汗や便で汚れていないか	□ 異常な分泌物はないか	□ はれていないか
□ 袋に便がたまりすぎていないか	□ 傷はないか	□ 傷はないか
	□ 痛みはないか	□ 痛みはないか

オストメイトの会

●情報交換ができる患者の会

大腸がんをはじめ、病気や事故などでストーマ（人工肛門《こうもん》や人工膀胱《ぼうこう》など）をもつことになった患者さんのことをオストメイトと呼びます。その患者さんの集まりとして始まったのがオストメイトの会です。

各都道府県に支部を置き、ストーマケアに関する情報交換や相談の受け付けなどを定期的に行なっています。

現在では、医師や看護師、ストーマ装具メーカーなど、さまざまなストーマケアの専門家も加わって、情報提供がさらに充実しています。

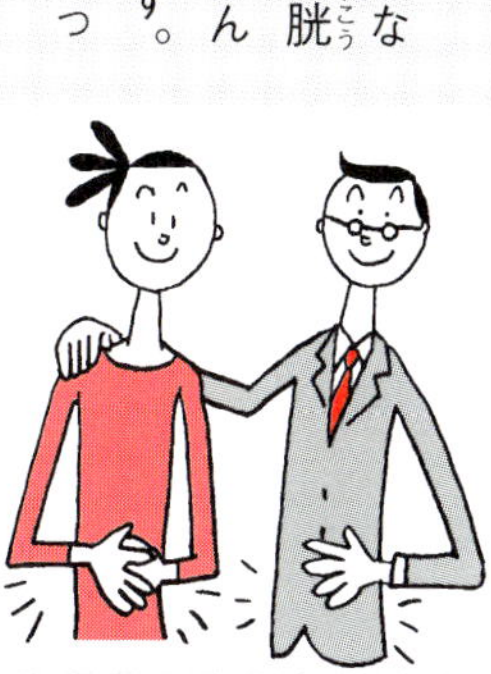

●災害時にも対応してもらえる

社団法人日本オストミー協会は、各都道府県のオストメイトの会を支部とする団体です。この会に入会すると、災害時にも装具の供給などについていち早く正しい情報やアドバイスを受けることができます（→P168）。同協会のホームページでも、さまざまな情報を閲覧することができます。

ストーマとともに快適な生活を

行動に制限はなく お風呂もスポーツも可能

ストーマによって排泄方法はこれまでと変わりましたが、患者さんに対する行動制限はとくにありません。お風呂やスポーツ、外食や旅行を楽しむこともでき、体調がよければ職場復帰も可能です。

より快適に過ごすには、日常生活の場面ごとに自分なりの注意点を知り、気をつけるとよいでしょう。

食事

バランスのよい食事が 便の状態を安定させる

高血圧や糖尿病などの持病があって医師から食事制限を指導されている場合を除き、基本的に食事の制限はありません。暴飲暴食を避けて消化のよい食品を選び、規則正しくバランスのよい食事が必要なのは、健康な人と変わりません。日常のストーマケアでは、おなら（ガス）や便のにおい・形状によっては、処理に困ることがあるかもしれません。しかし、バランスのよい食事を続けていると、便の状態が安定して処理しやすくなります。

便がゆるくなりやすい食品や、ガスの発生しやすい食品、便のにおいが強くなりやすい食品などもありますが、それらに注意が必要なのは、消化器の手術を受けた患者さんすべてに共通します。食生活全般の注意は第4章を参考にしてください。

MEMO

食事は消化のよいものを

大腸を全摘出した小腸ストーマの患者さんや、上行結腸ストーマの患者さんは、いつも水様便～軟便が出るのが特徴です。ところが、消化の悪い食品を一度にたくさんとると、腸管の出口にあたるストーマ直前で詰まってしまうことがあります。消化のよい食品をとるように心がけましょう。

運動・スポーツ

負担をかけない工夫をして積極的にからだを動かす

基本的に制限はないので、工夫しだいでどんなスポーツも楽しめます。積極的にからだを動かしてください。ストーマ装具が揺れないように押さえるスポーツ用ベルトやテープもあります。

ただし、おなかに器具が当たる鉄棒や、腹筋トレーニングのように腹部に強い負担のかかる運動はおすすめできません。レスリングや柔道などのようにからだを激しくぶつけ合ったり、腹ばいの姿勢になったりするスポーツも避けたほうがよいでしょう。また、肛門《こうもん》をふさいだ傷が痛むうちは、自転車に乗るのも避けましょう。

水泳など水中での運動は、ストーマ装具をきちんと装着すれば問題ありません。

快適な日常生活を送る工夫①

食事

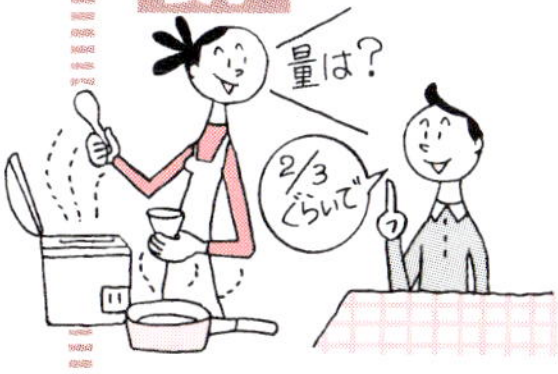
量は？
2/3ぐらいで

制限はないが、食べる量や食品の種類は状況に応じて自分なりに調整するとよい

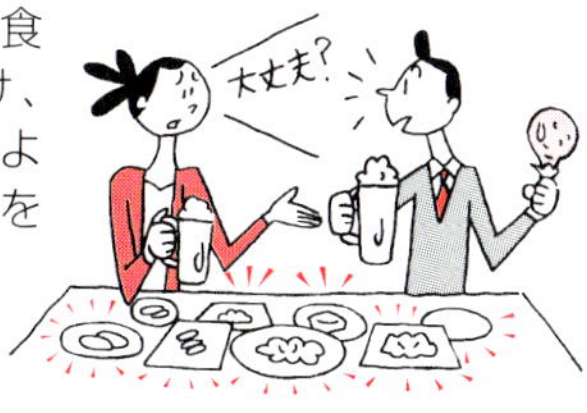
大丈夫？

暴飲暴食を避け、消化のよい食品を選ぶ

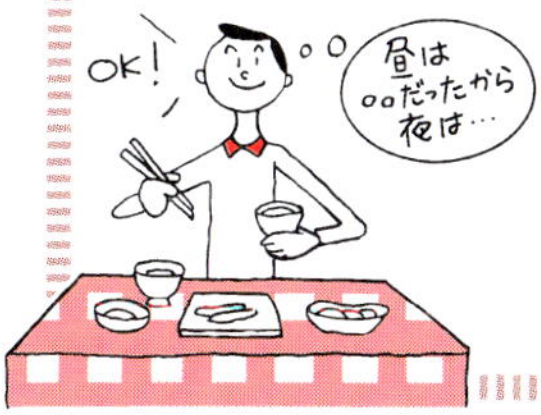
OK！
昼は○○だったから夜は…

規則正しいバランスのよい食事が便の状態を安定させる

運動・スポーツ

健康のため、できるだけからだを動かす生活をする

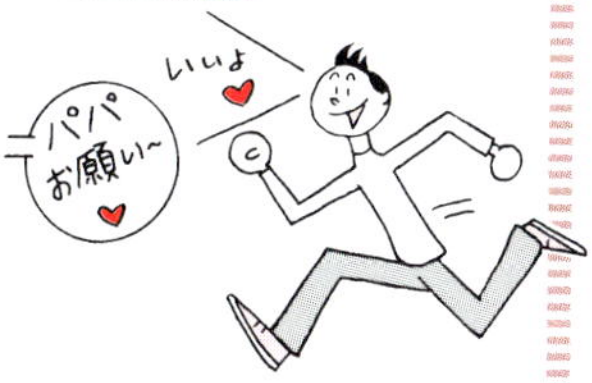
いいよ
パパお願い~

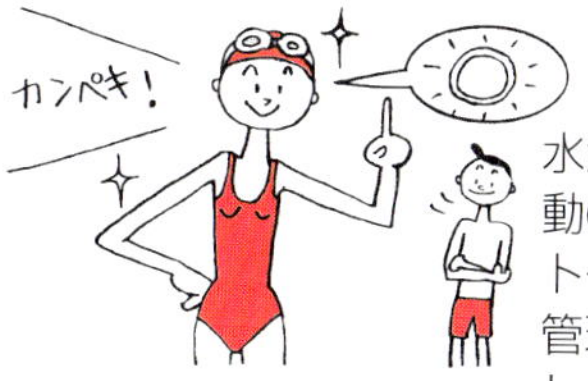
カンペキ！

水泳・水中運動のときはストーマ装具の管理をとくにしっかりと行なう

おなかに圧迫・負担をかけすぎない。激しいぶつかり合いや腹ばいの姿勢は避ける

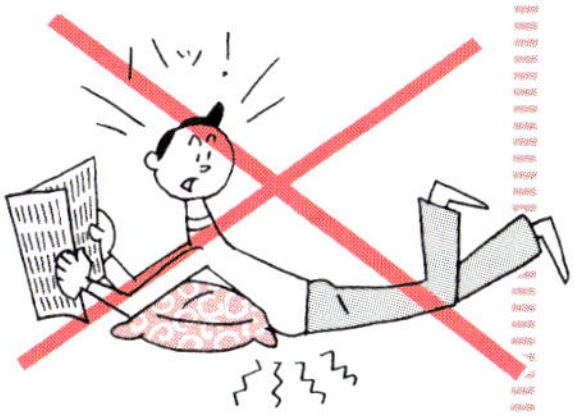
ハッ！

入浴

ストーマ装具はつけたままで入浴できる

ストーマ装具を正しく装着していれば、そのまま入浴してかまいません。ただし入浴前は、装具の排出口がきちんと閉じているか、便がたまっていないか、袋に汚れがないか確認しましょう。入浴後は装具の水気をよく拭き取ります。

銭湯や温泉地などの公衆浴場で、他人に見られることに抵抗がある場合は、目立たない肌色の小さめの装具をつけることもできます。メーカーではさまざまなタイプを用意しているので、装具購入時に確認してみるとよいでしょう。

ふだん洗腸排便法（→P59）を行なっていて洗腸時以外は装具をつけない人でも、公衆浴場を利用するさい気になるのであれば、肌色のミニパウチ（→P71）や洗腸後用装具などを用いると、だいぶ目立たなくなります。

睡眠

ストーマ袋の便を捨て装着を確認して就寝

就寝前にはいったんストーマ袋の中の便を捨て、袋を空にしておきます。そのうえで、装具がしっかり装着されているかを確認します。就寝中も便が排出されますが、装具がしっかり装着されていれば、漏れる心配はほとんどありません。

ただし、水様便が多い、夜間に寝相が悪いなどの理由で袋から漏れ出るのが心配な場合は、高分子吸収体入りのストーマ袋を使って便を有形化し、漏れ出るのを防ぐこともできます。いろいろ便利なものがあるので、入手についてはメーカーに問い合わせるか、ストーマ外来で看護師に相談してみるとよいでしょう。

MEMO

ストーマ装具の関連グッズ

ストーマケアを快適にするさまざまな製品が開発されています。水様便をかためて漏れにくくする高分子吸収体、便のにおいをとる消臭グッズ、おならが多い人のためのガスフィルターつき装具など、種類は豊富です。目立たなくて小さな肌色の装具もあり、工夫されています（→P71）。

衣服

おなかを締めつけないで自由におしゃれを楽しむ

ストーマがあっても、基本的に、これまでどおりの服装でかまいません。自由におしゃれを楽しんでください。

おなかまわりに手が入るぐらいのゆとりがあれば、着物でもドレスでもジーパンでも自由に着ることができます。ストーマのあたりを締めつけたり、こすったりしなければ大丈夫です。ウエストのサイズ調節をするさい、ベルトがストーマに当たって気になる場合は、サスペンダー（ズボン吊り）を使います。

ストーマ周辺は汗をかきやすく、むれやすいので注意します。

通気性のよい下着を選び、ストーマと皮膚の間に汗を吸収するガーゼなどを当てておくのもよいでしょう。

快適な日常生活を送る工夫②

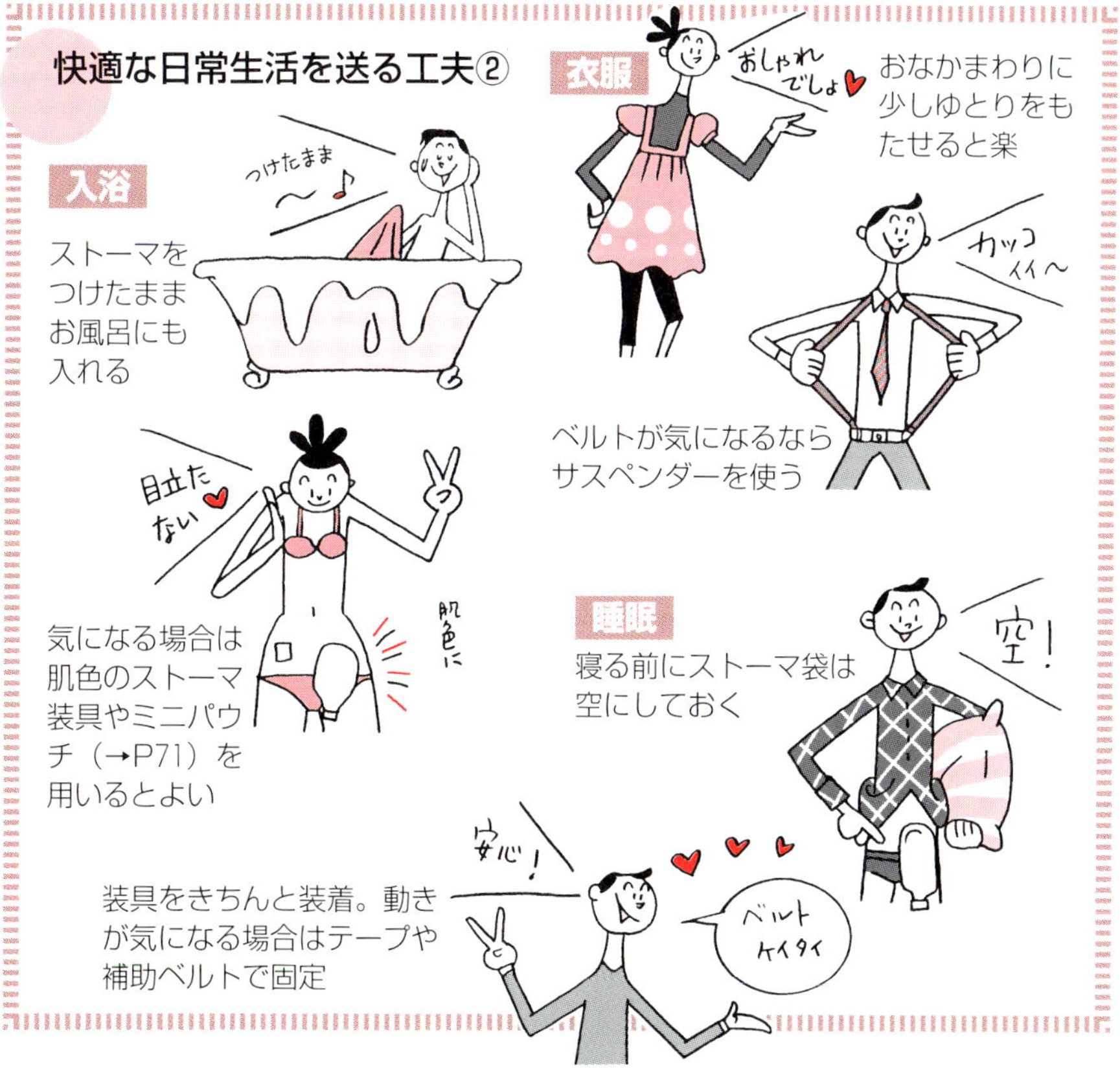

入浴

ストーマをつけたままお風呂にも入れる

衣服

おなかまわりに少しゆとりをもたせると楽

ベルトが気になるならサスペンダーを使う

気になる場合は肌色のストーマ装具やミニパウチ（→P71）を用いるとよい

睡眠

寝る前にストーマ袋は空にしておく

装具をきちんと装着。動きが気になる場合はテープや補助ベルトで固定

外出・旅行

出かけるときは予備の装具一式を持っていると安心

外出や旅行は気分転換になります。体調がよければ、どんどん外出しましょう。

外出のときは、もしもに備えて、予備のストーマ装具一式を持ち歩くようにします。装具のほかにビニール袋やタオル、ウエットティッシュ、予備の下着なども持っているとなお安心です。

泊まりがけの旅行に行くときは、これらに加えて着替えや洗濯バサミなども少し多めに準備していくとよいでしょう。

海外旅行の場合は、旅行中に交換する回数より少し多めの装具を用意します。スーツケースに装具関係の用具を入れるほか、飛行機内に持ち込める手荷物の中にも、念のため装具一式を備えておきます。旅行先で体調が悪化したり、装具の破損や不足が起きたときに備えて、日本オストミー協会や国際オストミー協会などに相談できるよう、連絡先を確認しておくとよいでしょう（飛行機搭乗や海外旅行の注意はP156のQ&Aを参照）。

性生活

性機能障害がなければ性交そのものは可能

直腸切断術の後遺症で性機能障害があらわれることがあります（→P28）。障害の程度によっては治療で改善できることもあるので、医師に相談してみてください。とくに性機能障害があらわれていなければ、ストーマを装着していても性交は可能です。

性交の前には、装具をよく点検しておきます。ストーマ袋に便がたまっていたら捨てておきましょう。おなかに装具があることが気になるなら、目立たない肌

MEMO

ストーマと便の状態

ストーマで排泄する場合、便のかたさは軟便程度が理想的です。兎糞状《とふんじょう》のかたい便は便秘や腸閉塞《へいそく》になる危険性もあります。かたすぎる便には水分摂取や緩下剤《かんげざい》で対処するとよいでしょう。

一回の排便の出始めがややかためで、その後軟便になり、最後に水様便となって排便を終えるというパターンも、直腸がん手術後はよくみられます。異常ではないので、そのまま様子をみてよいでしょう。

色の装具をテープでとめたり、袋の小さい装具に替えたりしてもよいでしょう。装具が気にならないように、横向きや後ろ向きなどの体位をとるような工夫もできます。パートナーとよく話し合い、スキンシップをはかってください。

職場・学校への復帰

負担をかけない工夫をして積極的にからだを動かす

体力が回復し、基本的なストーマケアを自分自身でできるようになったら、職場や学校への復帰も可能です。

主治医と相談して復帰の許可がおりたら、あらかじめ職場や学校の人にストーマのことを話しておきましょう。そうすれば、排泄物処理など日常のストーマケアに必要な時間と場所の確保もしやすくなり、もしものときに協力してもらいやすくなります。

快適な日常生活を送る工夫③

外出・旅行

予備の装具一式を持っていく

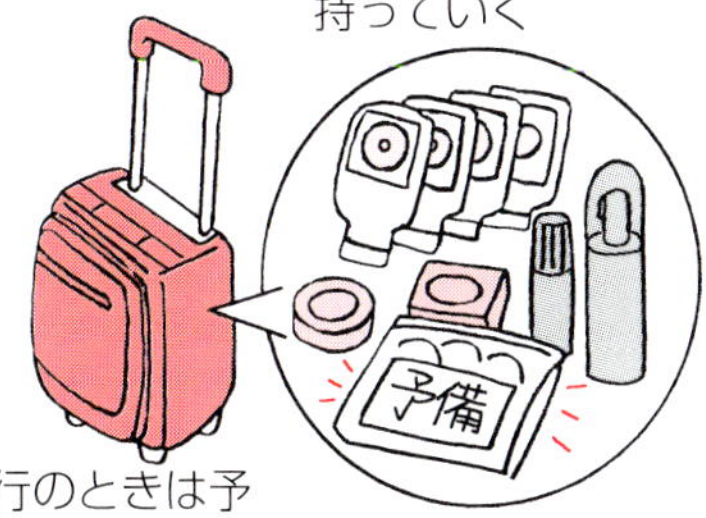

旅行のときは予備も少し多めに

性生活

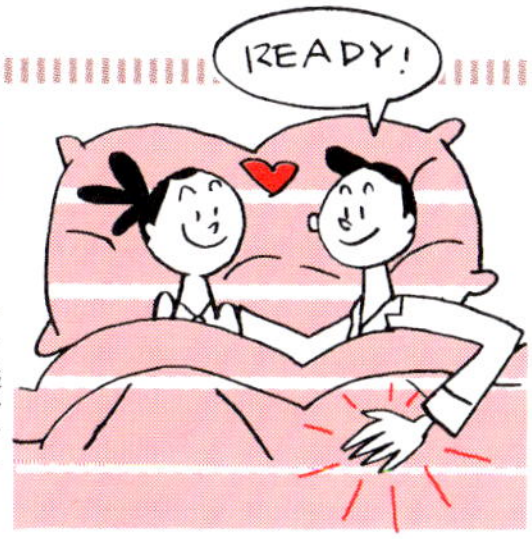

性交の前にストーマ袋は空にしておく

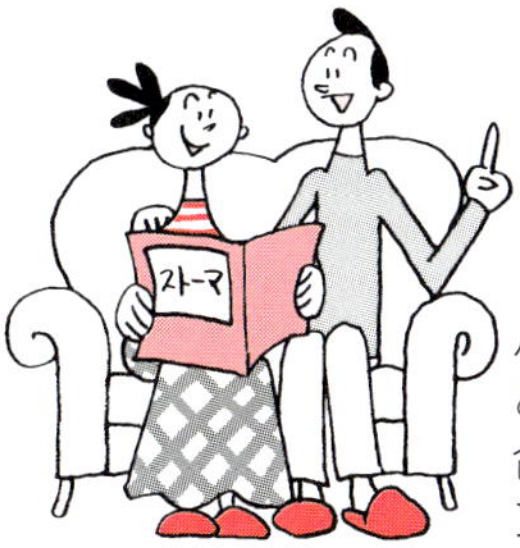

パートナーとよく話し合ってスキンシップを

職場・学校への復帰

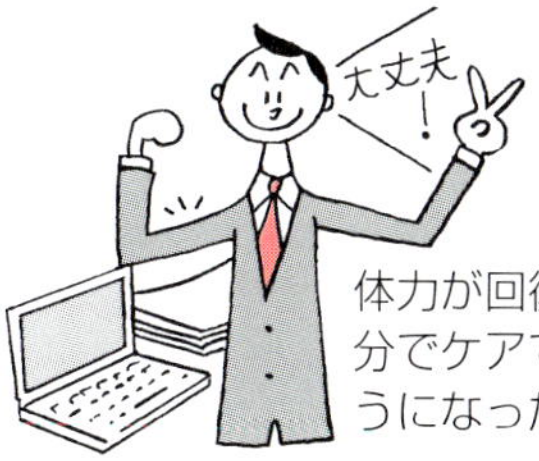

体力が回復し、自分でケアできるようになったらＯＫ

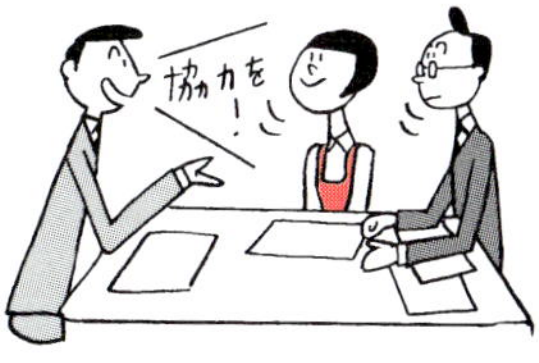

あらかじめ職場や学校に話して協力を得る

通勤・通学

トイレの場所を確認しこむ時間帯を避けて移動

職場や学校への復帰が決まったら、通勤・通学時の「もしも」に備えましょう。途中駅のトイレの場所なども確認しておけば、万が一の場合もあわてずにすみます。最近は、ストーマケアに対応できるトイレが完備された駅・公共施設も増えています（→P101）。ラッシュアワーは人ごみで押されやすいのでできるだけ避け、時差通勤・時差通学をすれば安心です。時間に余裕をもって行動しましょう。

体調が悪いとき

排便の不調時を含め無理をしないこと

かぜで軽く発熱しただけでも便の状態が変わることがあります。体調が悪いときは無理をしないことです。ストーマの患者さんは水様便が出やすいため、水分のとりすぎを心配しがちですが、発熱時や下痢のときは脱水を起こしやすいので、水分摂取をためらわないでください。

下痢とともに便秘も心配な症状です。消化の悪いものを食べたときなど、ストーマのところで便がかたまってストーマ袋に出てこないことがあります。それによって苦しく感じるときは、緩下剤《かんげ》を使用してみましょう。おなかが張って腹痛があり、便もガス（おなら）も出ない場合はすぐに受診します。

逆にガスが出すぎて困るときは、ストーマ装具にガスフィルターをつけます。ガスが出るときに装具を軽く手で押さえると、音の響き方を小さくできます。

なお、ふだん洗腸排便法を行なっている人でも、体調不良のときは自然排便法に切り換えて様子をみるようにします。

MEMO

装具の保管方法

ストーマ装具の品質を損なわないために、次の点に注意して保管します。

①高温多湿を避ける
②冷所保存を避ける
③直射日光を避ける
④圧迫しない
⑤大量購入による長期保管を避ける
⑥剥離紙は、はがさないで保管する

災害時の備え

非常持ち出し袋などに一〇日分程度の装具セットを備えておくと安心です。

便利なストーマケアグッズ

胴ベルト

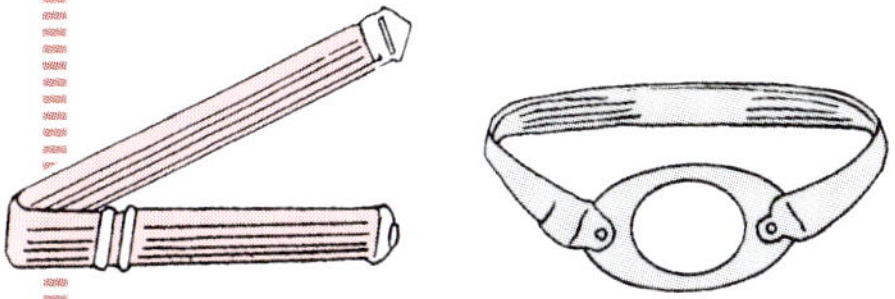

装具を固定する補助ベルト

練状皮膚保護剤（パテ）

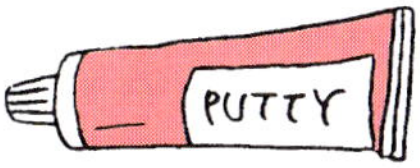

皮膚と装具のすき間を埋め、皮膚を保護する

板状皮膚保護剤（ウエハー）

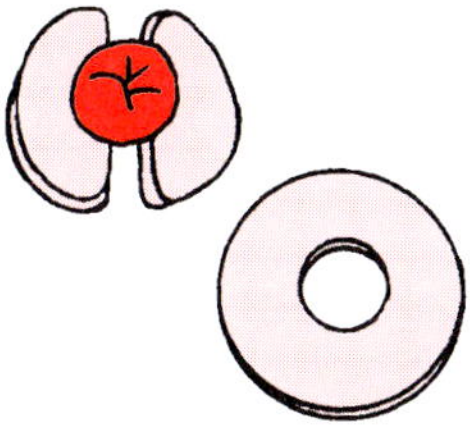

皮膚と装具のすき間を埋める。板状なので、すき間に合わせてカットして使う

フランジカッター

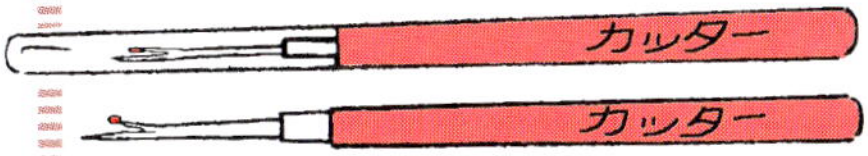

面板に孔をあけるとき、ストーマの形に合わせてこまかい調節ができる

リムーバー

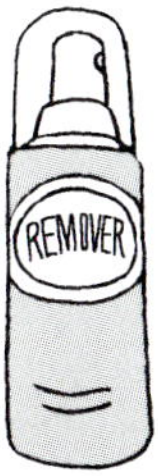

面板をはがしにくいときに用いる剥離剤の一種

ハサミ

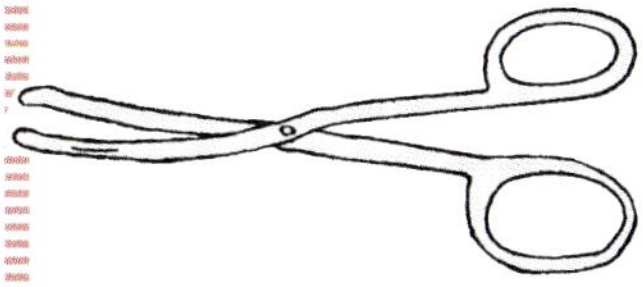

面板の孔あけがしやすいよう、先端にカーブがある

ガス抜きフィルター

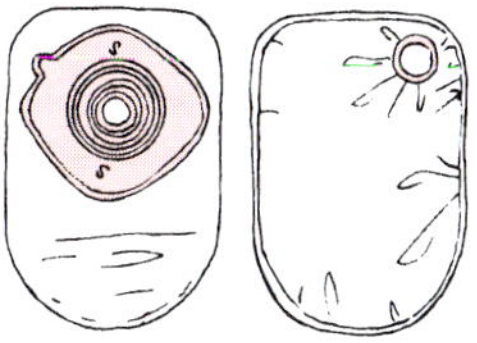

ガスがストーマ袋にたまるのを防ぐ

ミニパウチ

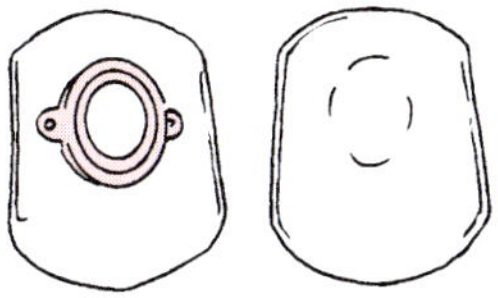

腸粘液を吸収するパッドつきのばんそう膏。肌色の不織布タイプもあり、目立たない

入浴用キャップ

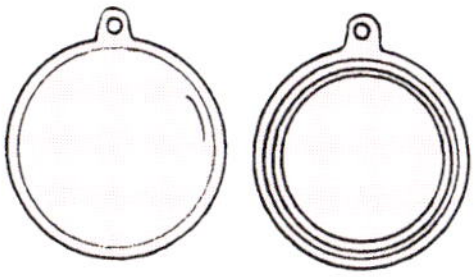

ストーマにかぶせて使用

サージカルテープ

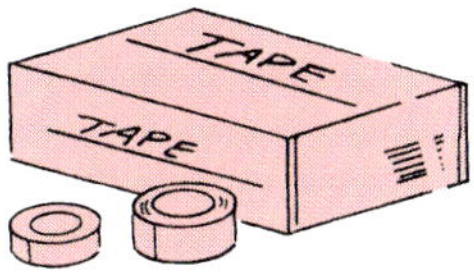

医療用補助テープ。運動するときなどストーマを肌に固定する場合に便利

ストーマをつけた人への社会的サポート

●障害者手帳が交付される

ストーマ造設術を受けた人は、身体障害者三～四級の認定が受けられます。

認定を受けるにはまず、医師の診断書を添えて市区町村の役場に申請する必要があります。

ただし、申請の時期はストーマの種類によって異なるので注意が必要です。回腸・上行結腸・横行結腸ストーマや尿路系ストーマを造設した場合は、手術後すぐに申請できますが、下行結腸・S状結腸ストーマを造設した場合は、手術の六か月後から申請できるようになります。また、治療過程で一時的につくったストーマの場合は、申請できません。

申請が受理され、認定されると、身体障害者手帳が交付されます。これによって、さまざまな社会福祉サービスを受けることができます。住んでいる市区町村によってサービス内容が異なることがあるので、問い合わせてみるとよいでしょう。

国民年金や厚生年金に加入して掛け金を納めている人は、ストーマ造設術を受けたあと、障害年金の支給を受けることができます。

●ストーマ装具代の一部支給も

ストーマ装具の購入に関しては医療保険が適用されませんが、社会保障制度により、世帯所得に応じて国から装具代（人工肛門《こうもん》の場合一か月約八八五八円分の購入チケット）が支給されます。装具の購入は、病院や市区町村の役場の福祉課などで紹介してくれる業者に注文します。

国の支給額を超えた装具購入費は、医療保険がきかないので自己負担となります。ただし、自費購入の装具代がほかの医療費との合計で年間一〇万円を超える場合は、医療費控除の対象になります。控除を受けるときは、自費購入した装具代の領収書を提出する必要があるので大切に保管しておきましょう。

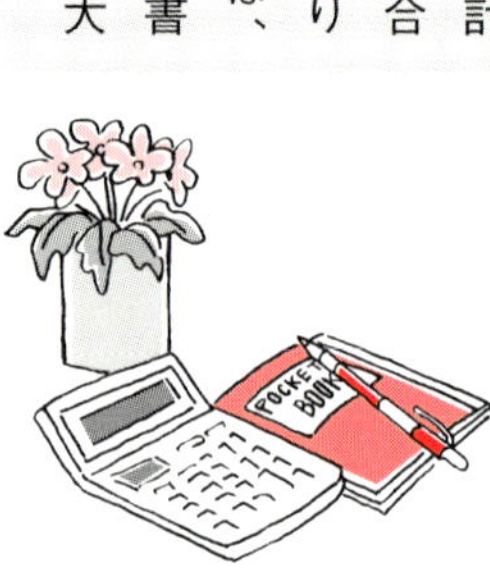

第4章

手術後の快適な暮らしのために

生活全般の自己管理がポイント

規則正しい習慣で生活にリズムをつける

大腸がんの手術を受けて退院したあと、どれぐらい経過すれば手術前と同じような体調に戻れるかには、個人差があります。早期に体調をととのえ、快適な日常生活を送るためには、患者さん自身がしっかり健康管理を行なう意欲を持つことが大切です。

朝起きて夜寝ること、一日三食を規則正しい時間に食べることなどは、入院中あたりまえだったはずです。ところが、退院したとたんにできなくなってしまうケースが少なくありません。起床・就寝や食事などの基本的な生活時間が規則正しいと、からだに生理的なリズムが生まれ、排泄の管理もしやすくなります。大腸がんの手術後の生活管理は、食事と排泄の問題に集約されるといっても過言ではありません。まずは規則正しい生活習慣を心がけ、これらの問題のクリアをめざしましょう。

食事や運動などできることから少しずつ

食事は病院で食べていたもの（おかゆなど）と似たものから始め、少しずつ食品数を増やします。後出（→P78～91）の食事の工夫を参考にしてください。あまり気負いすぎず、できるところから少しずつ始めればよいでしょう。

運動についても同様です。身のまわりのことをできるだけ自分自身で行なうな

POINT

定期的な検査を欠かさず受ける

退院後しばらくは、医師の指示どおり定期的に受診してください。傷の治り具合や排便の様子を医師に報告するほか、下痢や便秘、排便困難などがあれば、その治療と薬の処方を受けます。これらの治療が必要なくなっても、手術後少なくとも五年間は、万が一の再発や転移に備え、定期的な検査を欠かさず受けましょう。アフターケアはきわめて重要です。

ど、積極的にからだを動かす機会をつくりましょう。そして、毎日少しずつ運動量を増やしていくとよいでしょう。

あせらずゆっくりと日常の動作に慣らしていく

手術後は下痢や便秘などの症状が起こりやすくなります。また、人によっては退院後も、腹部の傷の痛みを訴えることがあります。このように何か気になる症状があると、ちょっとした日常の動作をするにも消極的になりやすいので注意しましょう。

動くのをためらったり、じっとして過ごすことが多くなると、なかなか体力がついてきません。その結果、ますます動くのがつらくなるという悪循環が起こることもあります。無理は禁物ですが、できるだけからだを動かすことが大切です。あせらず、ゆっくりと、日常の動作に慣らしていきましょう。

日常生活を快適にするポイント

まずは規則正しい生活習慣を

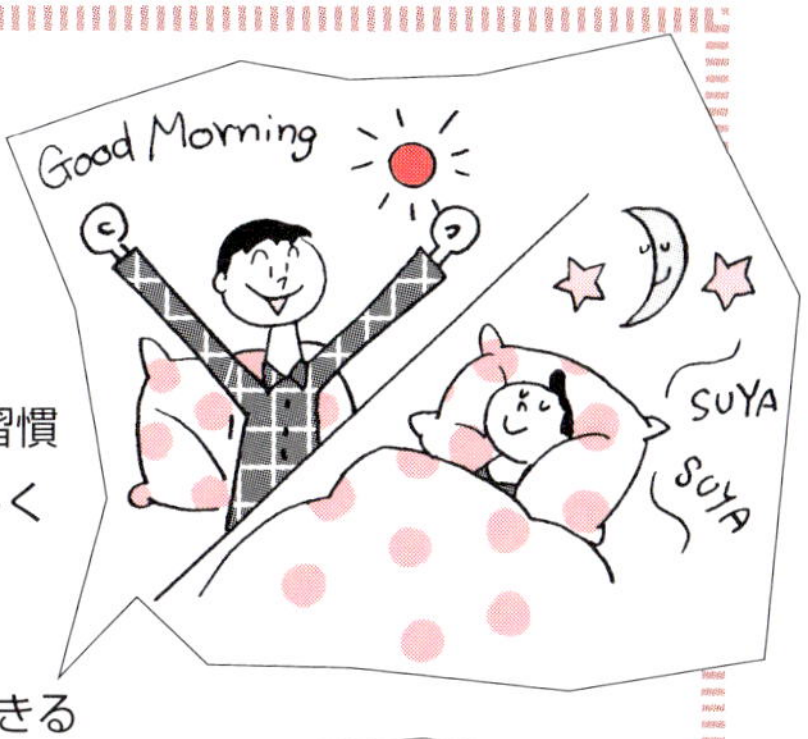

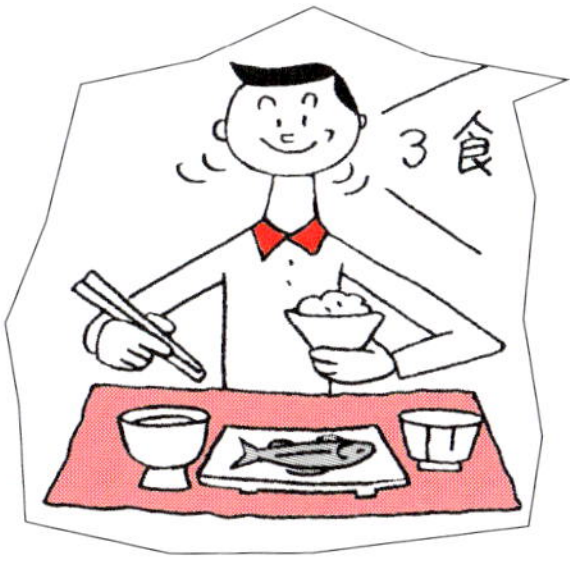

朝起きて夜寝る習慣
1日3食規則正しく
↓
生活にリズムができる
↓
行動範囲が広がる
生活全般がより快適に
↓
排便の管理が安定する

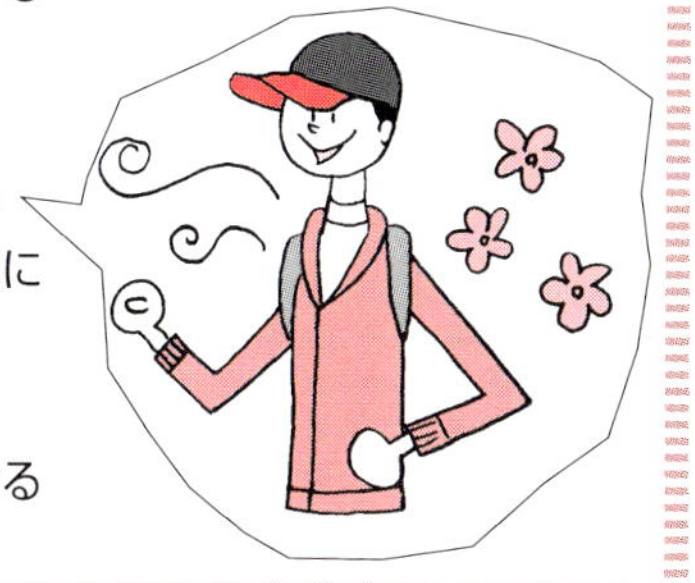

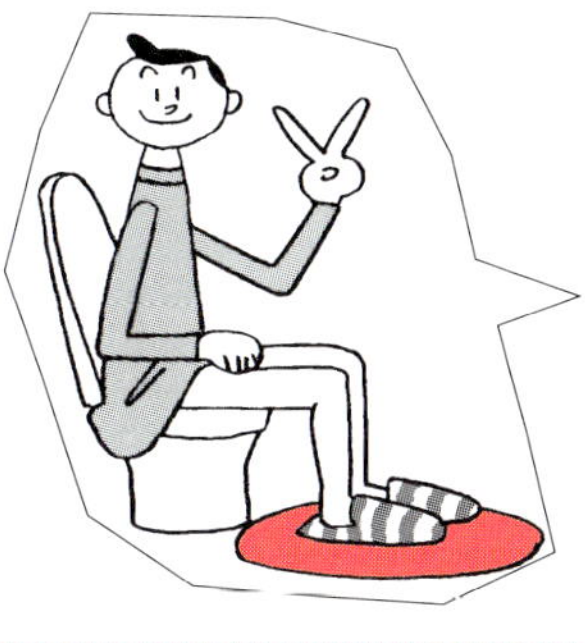

何を食べればいい？→P78
排便で困ったらどうする？→P96
運動は何をすればいい？→P92

ストレスをため込まない健康生活をめざす

退院後、なかなか体調が元に戻らないと、それがストレスとなって、ますます体調をくずしてしまうことがあります。「前はこうだったのに」「本当はこうやりたいのに」という気持ちが強いほど、ストレスが強くなります。

このようなときは、「今はこうだけれど、だんだん変わるだろう」「今はこれがだめでも、これならできる」などと気持ちを切り換えることが大切です。親しい人と話すだけでも、気持ちは軽くなります。ストレスをため込まないことが、健康生活への近道です。

ただし、気分の落ち込みや焦燥感・不安感が強く続く場合は、心の病気が疑われることがあります。そのような場合は、まず、主治医に相談し、場合によっては精神科などを受診しましょう。

再発リスクを高める生活習慣を見直す

健康で快適な生活は、がんの手術を受けた患者さんに限らず、誰にでも共通します。一般にいわれる生活習慣病などの問題にも十分注意し、予防に努めましょう。それにはまず、生活習慣の見直しが大切です。左ページの「がんを防ぐ一二か条」(国立がんセンター)などを参考に、生活全般を見直してみるとよいでしょう。

がんの種類によっては、特定の生活習慣によってリスクが高まることが知られています。たとえば、喫煙習慣は肺がんのリスクを高めます。大腸がんの手術で入院している間は誰もが禁煙していたはずです。この機会に、完全に禁煙することをおすすめします。

お酒が好きな人も、食事を楽しめる程度にとどめましょう。

POINT 心の病気が疑われる症状

次の①または②を含む五項目以上が二週間以上続く場合はうつ病または抑うつ傾向が疑われます。すぐに主治医に相談するか、精神科の専門医の診察を受けましょう。

①強い気分の落ち込み
②何に対しても興味や喜びを感じない、空しい
③食欲不振または過多
④睡眠不足または過多
⑤強い不安や焦燥感
⑥強い疲労感や気力低下
⑦自己嫌悪を感じる
⑧思考力や判断力が低下
⑨死を考えてしまう
(参考:アメリカ精神医学会による「うつ病の診断基準」)

生活習慣の見直しで健康に

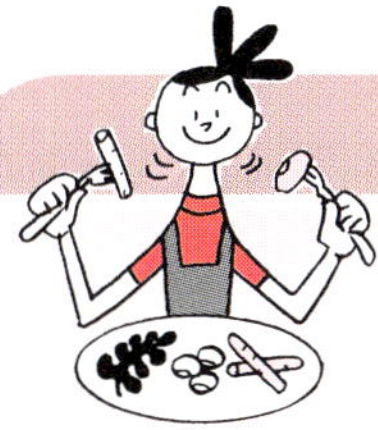

1. バランスのとれた栄養をとる

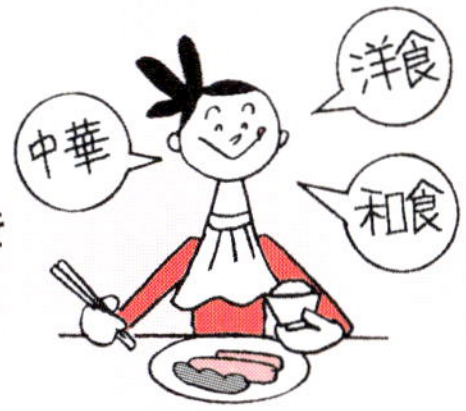

2. 毎日、変化のある食生活を

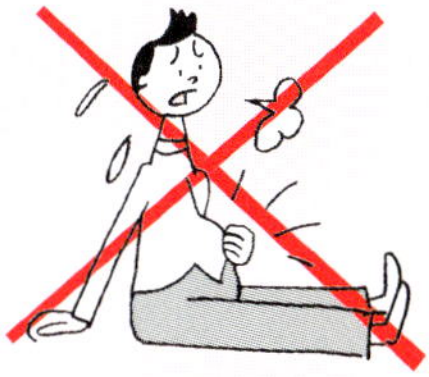

3. 食べすぎを避け、脂肪は控えめに

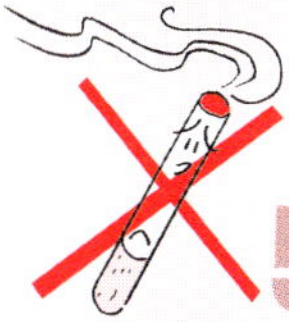

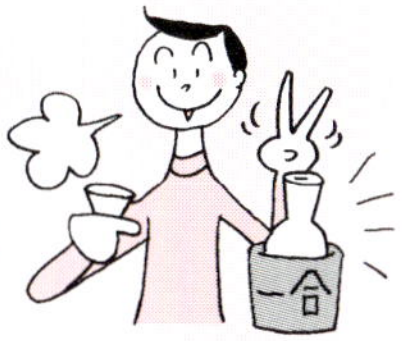

4. お酒はほどほどに
5. たばこは吸わない

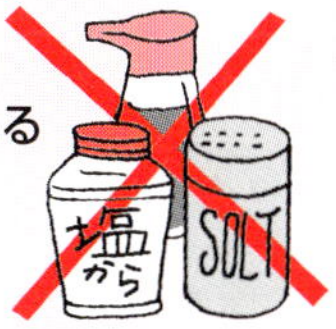

6. 食事で適量のビタミン、ミネラル、繊維質をとる
7. 塩辛いものは少なめに、熱いものはさまして食べる

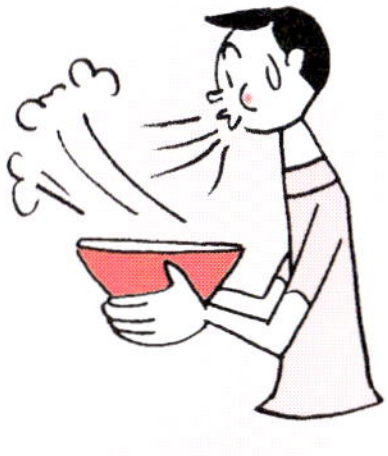

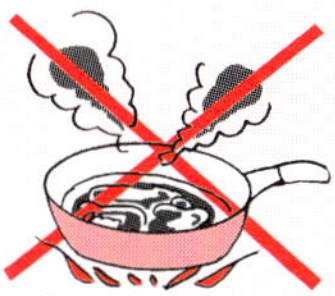

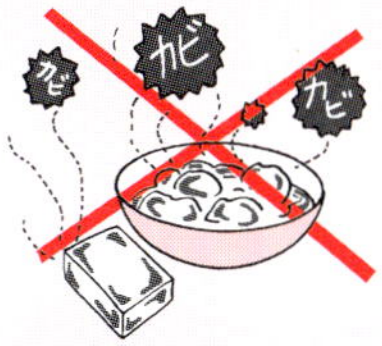

8. 食べ物の焦げた部分は避ける
9. かびの生えたものに注意

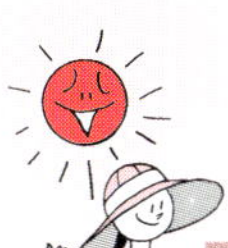

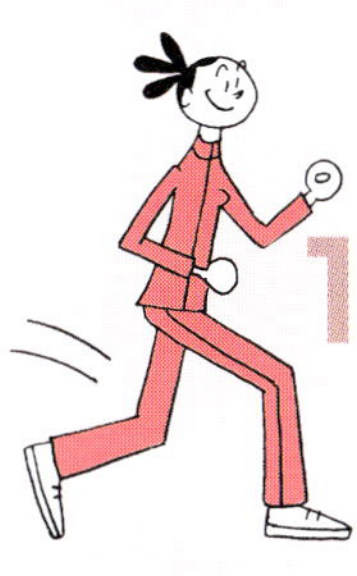

10. 日光に当たりすぎない
11. 適度にスポーツをする
12. からだを清潔に保つ

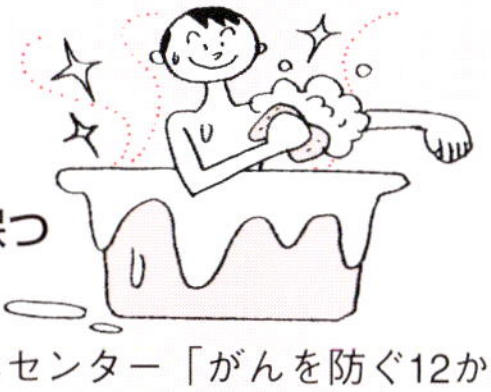

参考資料：国立がんセンター「がんを防ぐ12か条」

食生活の工夫で体力を回復する

栄養士の指導を守り正しい食事習慣を

毎日の食事は、健康維持のためにも、体力を回復するためにも、とても重要です。大腸の調子が手術前と同じ状態に戻るまでにはある程度の時間がかかりますが、しっかりと食べることを目標にしてください。手術後しばらくは腸の働きが一時的に低下し、軟便・下痢や便秘などが起こりやすくなりますが、食事に注意することによって症状のコントロールにつながる場合も少なくありません。

退院後、家に戻ってどんな食事をしたらよいか心配なときは、医師や看護師、栄養士に相談してみましょう。病院によっては、退院前の生活指導として栄養士による栄養指導が行なわれることもあるので参考にするとよいでしょう。

退院後の食事で心がけたいこと

退院後は、とくに次の点に注意します。

①一度にたくさんの量を食べすぎない

大腸の手術後しばらくは大腸の動きが低下するため、便が停滞しておなかが張りやすくなります。また、逆に過敏になり、下痢をしやすくなったりします。一度にたくさんの量を食べすぎず、少しずつ量を増やしていくのがよいでしょう。

②多種類の食品をバランスよく

術後の回復期においては全体的な栄養摂取量が不足しないよう、多種類の食品を栄養バランスよくとります。

POINT

排便をコントロールする食事の工夫

人工肛門《こうもん》の患者さんや頻便などの症状がある人は、便の形状、おならの回数、においなどが気になりやすいものです。食品によってガスやにおいの発生しやすいものがあるので、参考にするとよいでしょう（→P81・83）。

③規則正しく、毎食均等な食事

一日三食を規則正しい時間に、同程度の量をとることは、毎日の排便習慣をととのえるうえで役立ちます。一食だけたくさん食べ、あとは気分によって食べなかったりするような不規則な食べ方は、術後の回復の妨げになります。

④消化・吸収のよい物を中心に食べる

食べ物の消化・吸収が不十分なまま大腸に送られると、下痢や便秘が起こりやすく、腸閉塞《へいそく》の原因になることもあります。術後はできるだけ消化のよい食品を選び、消化の悪い食品は避けましょう。

⑤ゆっくりよく噛み、食後は安静に

消化をよくするため、一口二〇回以上を目安にゆっくりとよく噛みましょう。食後は二〇～三〇分程度の食休みをとると、消化がよりスムーズになります。

⑥水分も忘れずにとる

便秘や脱水を防ぐため、一日二ℓ以上を目安に水分をとりましょう。

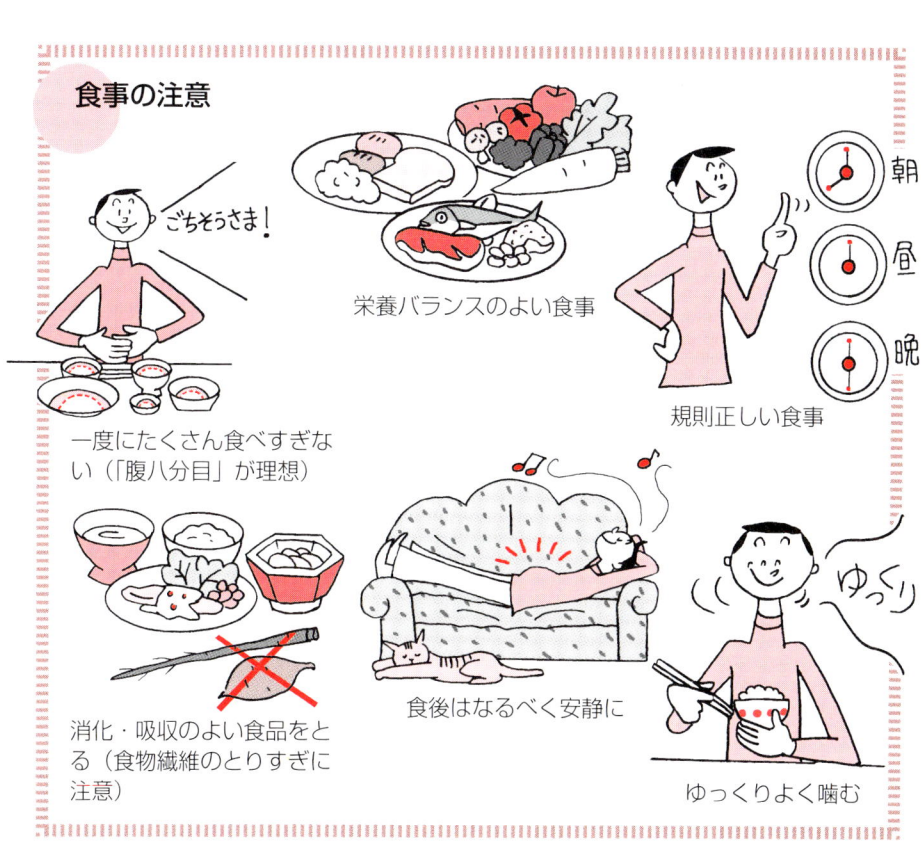

食事の注意

栄養バランスのよい食事

一度にたくさん食べすぎない（「腹八分目」が理想）

規則正しい食事

消化・吸収のよい食品をとる（食物繊維のとりすぎに注意）

食後はなるべく安静に

ゆっくりよく噛む

摂取に気をつけたい食品

消化の悪い食品や食物繊維のとりすぎに注意

消化のよい食品や、反対に注意したい食品について、知っていると役立ちます。下図はその目安ですが、海藻類を禁止しているわけではありません。あまり消化のよくない食品は、腸の具合が落ち着くまで摂取をごく少量にとどめるか、消化しやすいように煮込むなど、調理に工夫を加えてください。

一般に排便を促し便秘予防によいとされる食物繊維を多く含む食品も、大腸の手術後しばらくは、控えめにしましょう。また、ガスが発生しておなかが張りやすくなる食品も、手術後しばらくは避けたほうがよいでしょう。とくに退院直後は、おなかが張ると手術の傷が痛みやすくなります。

消化のよい食品・悪い食品

消化のよい食品例

消化がよいので退院後すぐの食事としても食べやすい

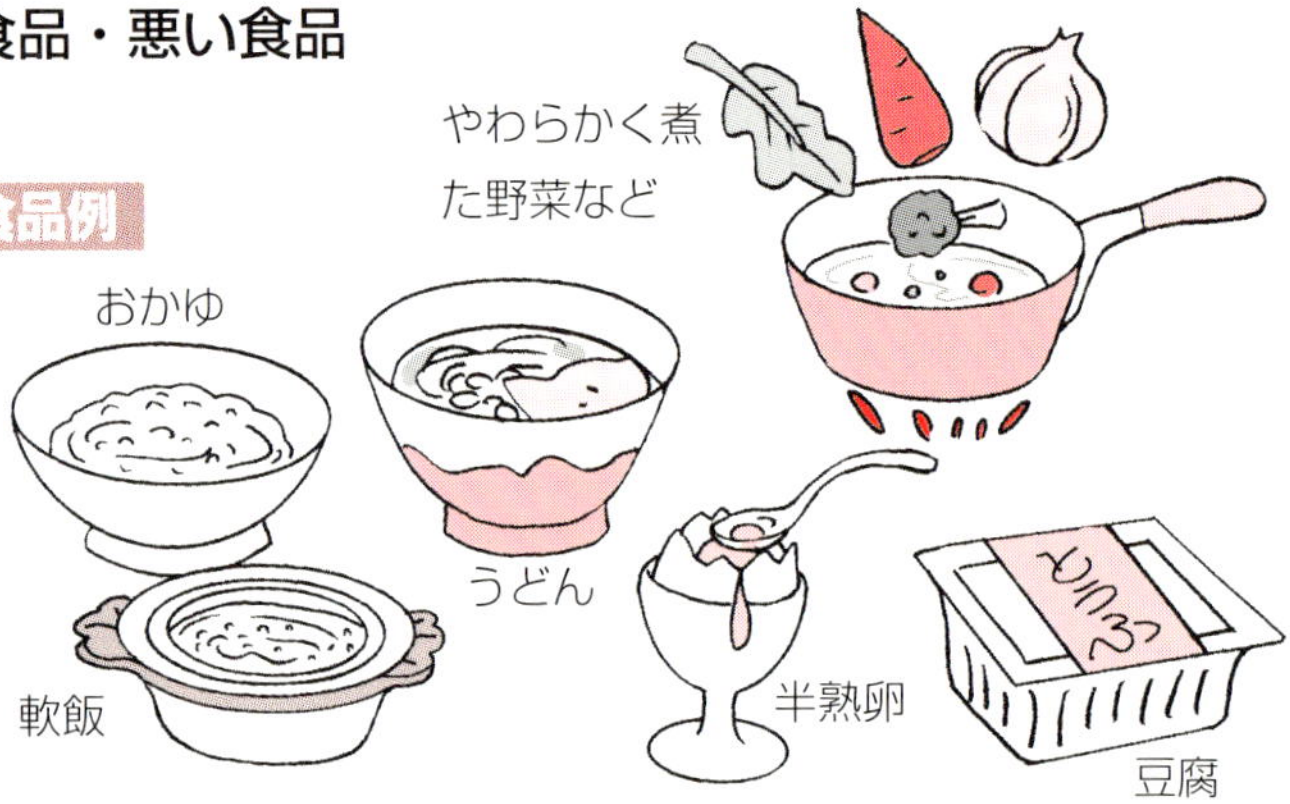

やわらかく煮た野菜など
おかゆ
うどん
軟飯
半熟卵
とうふ
豆腐

消化の悪い食品例

退院後しばらくは食べる量を控えるか、刻む・煮るなど、消化しやすくする調理の工夫が必要になる

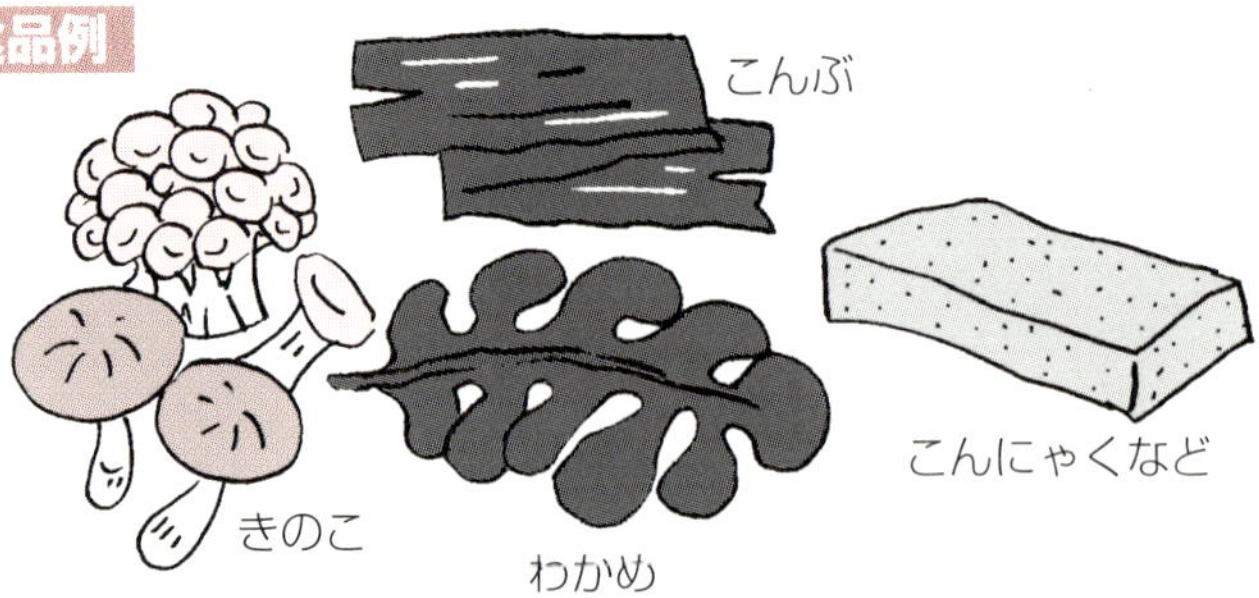

こんぶ
こんにゃくなど
きのこ
わかめ

食品によっては少しずつ試しながら慣らしていく

術後すぐの食事は消化のよいものがすすめられますが、いつまでもこまかく規制し続ける必要はありません。時間の経過とともに排便の状態も落ち着いてくるので、時期をみて食物繊維の多い食品も少しずつ試してみるとよいでしょう。

おなかの調子には個人差があるので、個々で試してみることが大切です。

少し食べてみて、やはり排便がつらくなるようであれば、「この食品はまだ無理なので、控えよう」とか、「少しだけなら大丈夫みたいだから、食べすぎないようにしよう」といった具合に、自分で判断し、調整することも大切です。

こうした経験を時間をかけてくり返すうちに腸の働きも回復し、排便の状態も安定してきます。安心して食べられる食品も増えていきます。

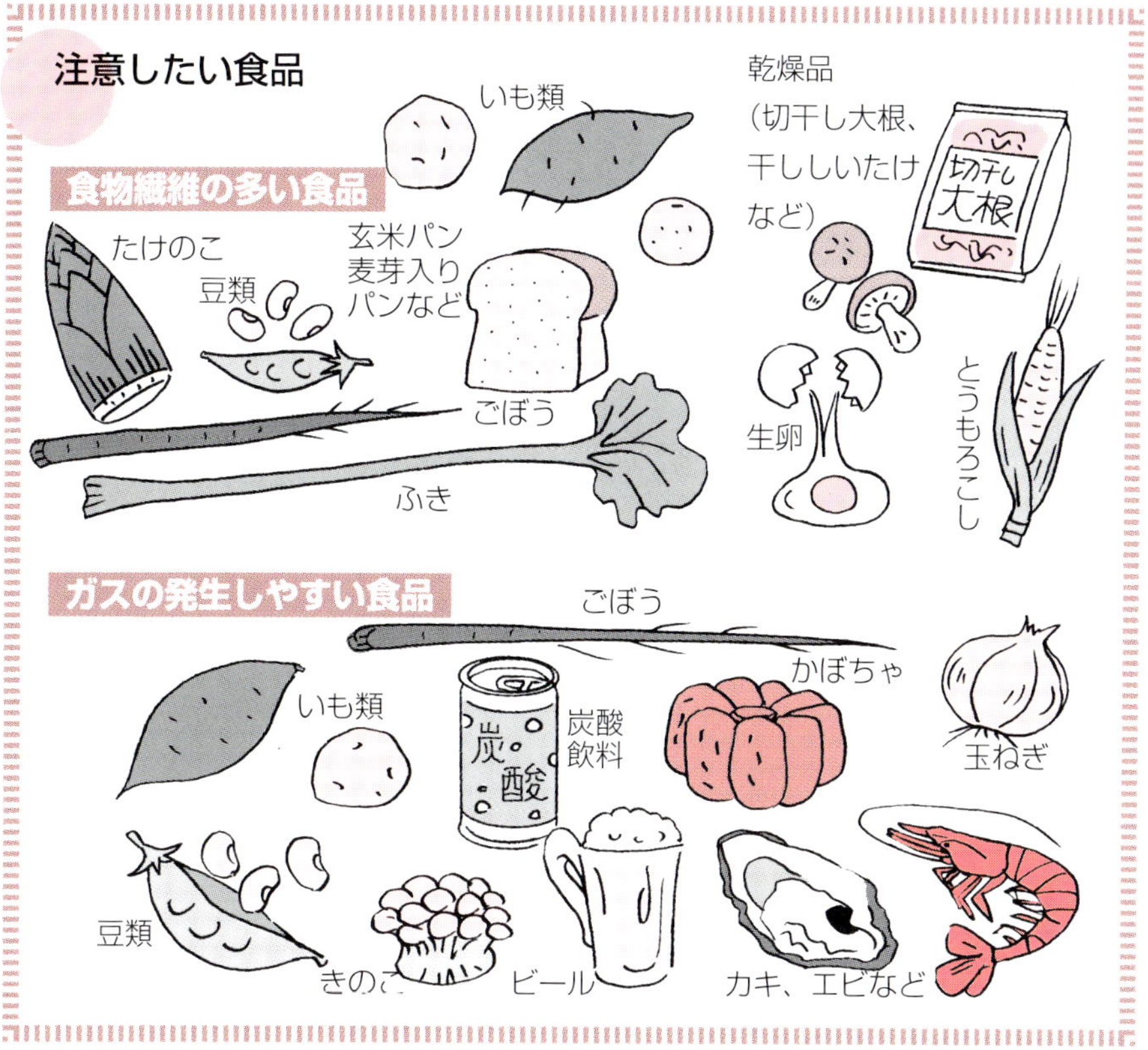
注意したい食品
食物繊維の多い食品
いも類
乾燥品
(切干し大根、
干ししいたけ
など)
切干し
大根
たけのこ
豆類
玄米パン
麦芽入り
パンなど
ごぼう
ふき
生卵
とうもろこし
ガスの発生しやすい食品
ごぼう
かぼちゃ
玉ねぎ
いも類
炭酸
炭酸飲料
豆類
きのこ
ビール
カキ、エビなど

刺激物、油脂類、冷たいものは控える

刺激の強い香辛料などの食品は、少量なら食欲増進に役立つこともあります。しかし、とりすぎると消化管粘膜を荒らしたり、吐き気を誘発したりすることがあるので注意が必要です。

カルシウムの摂取によい牛乳も、手術後はとくに飲み方に注意します。ぬるめにして少しずつ飲むなど、自分に合った方法で飲むか、調理に用いるようにするとよいでしょう。油脂類なども、とりすぎると消化を妨げ、下痢を誘発することがあるので注意してください。

冷たすぎる食べ物や熱すぎる食べ物も、消化管を刺激して下痢を誘発したり、粘膜を荒らすことがあります。とくに夏場は氷やアイスクリーム類につい手が伸びがちですが、退院後しばらくは控え、おなかの調子をみるようにしましょう。

その他の注意したい食品

刺激の強い食品
からし、こしょう、わさび、にんにく、とうがらしなどの香辛料、キムチ、カレーなどのとりすぎに注意

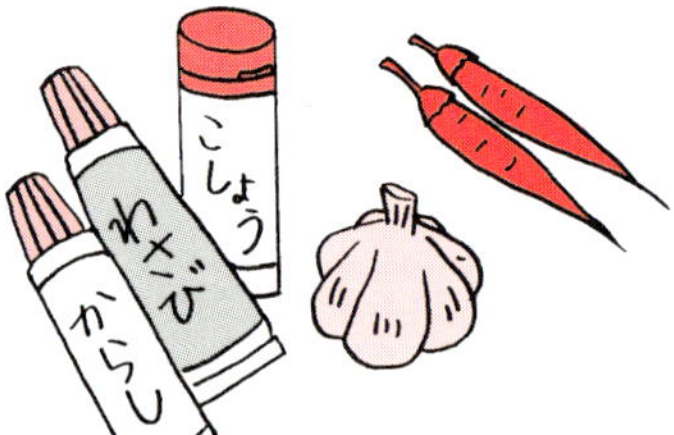

牛乳
もともと下痢しやすい体質の人はとくに注意

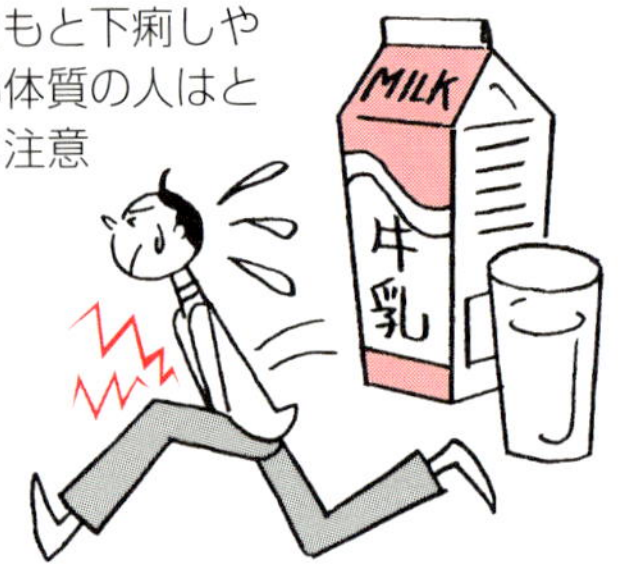

冷たい物や熱すぎる物
消化管への温度刺激に注意

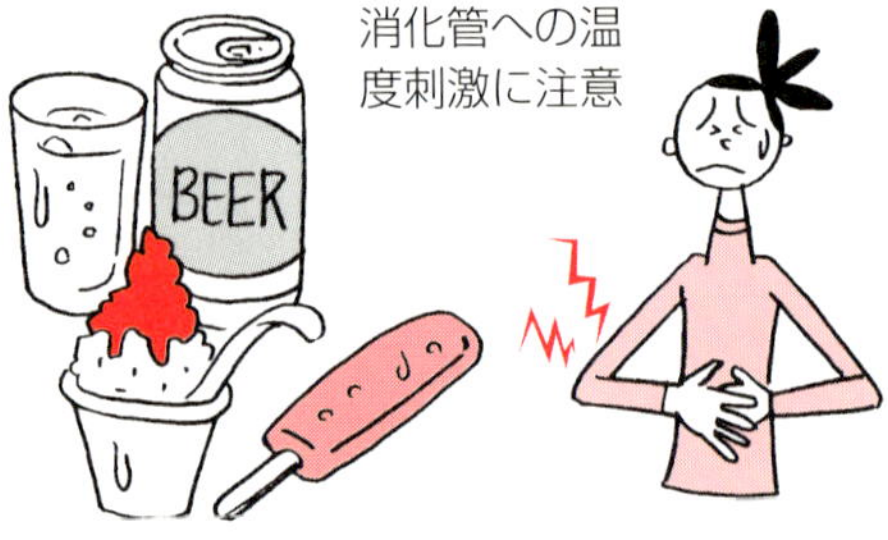

油脂類　とりすぎに注意

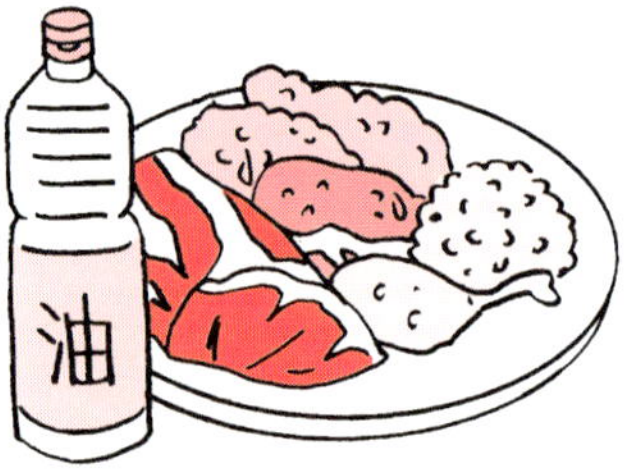

便のにおいを強くしやすい食品にも注意

大腸の手術後は、ほとんどの人が、以前と比べて自分の便の性質が変わったと感じ、とくに、便やおならのにおいが強くなったと感じることがよくあります。これは、開腹手術の影響で腸内の常在細菌の組成（菌の数や種類の比率など）が変わるために起こるもので、異常ではありません。

あまり気にしすぎないことが大切ですが、食品の種類によっては、便やおならのにおいをいっそう強くしやすいものもあるので、いくつか覚えておくと役立つでしょう。

あらたまった用事で出かける前にはこれらの食品をとるのを控え、ふだんも食べすぎないように注意するなど場面に応じた工夫をすれば、便のにおいを気にすることが少なくなります。

便のにおいを強くしやすい食品

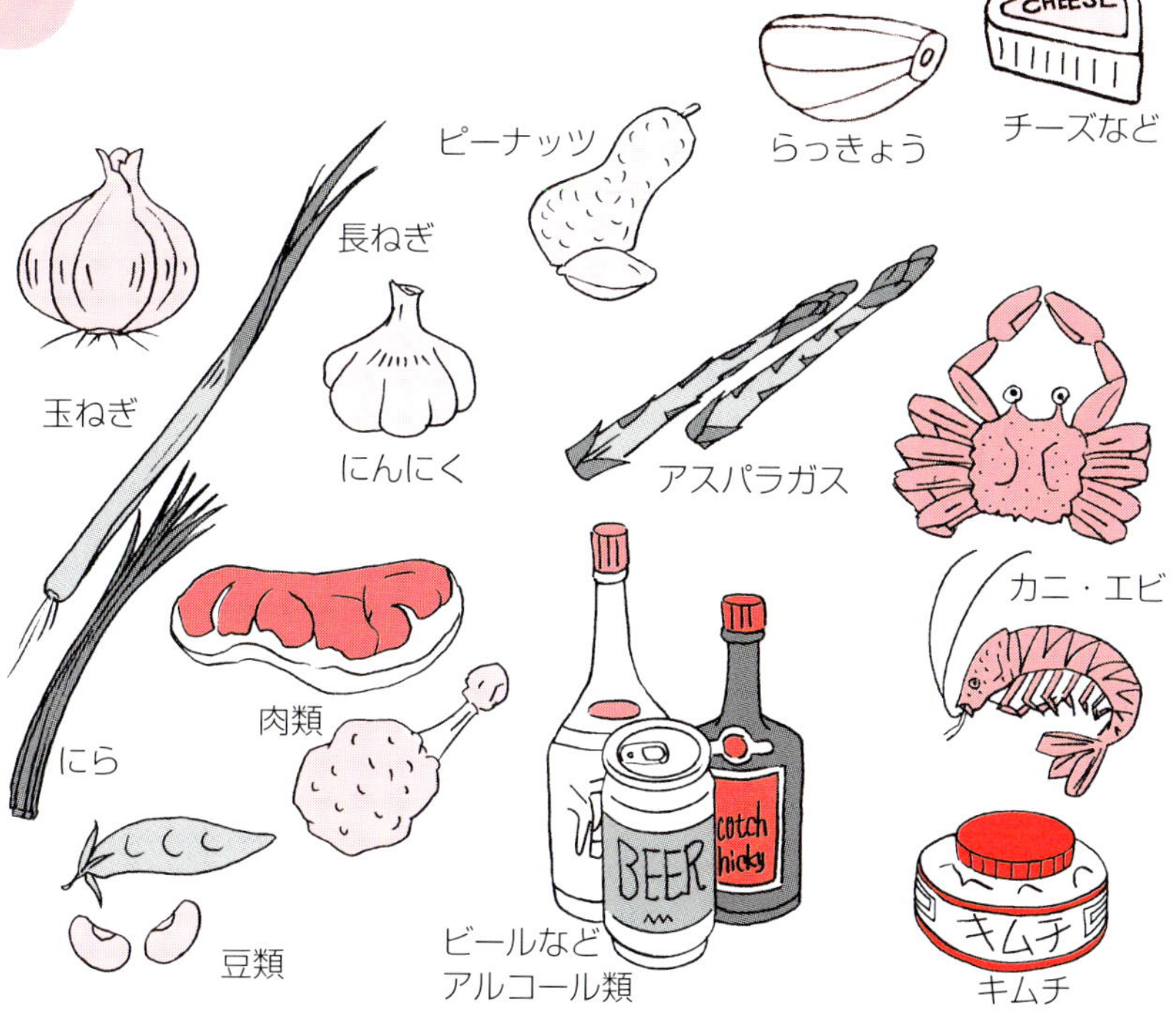
CHEESE
チーズなど
らっきょう
ピーナッツ
長ねぎ
玉ねぎ
にんにく
アスパラガス
カニ・エビ
肉類
にら
BEER
cotch
hicky
キムチ
豆類
ビールなど
アルコール類
キムチ

栄養バランスのよい食事とは

たんぱく質・脂質・糖質など一日三〇品目を目標に

健康を維持するためには、たんぱく質、糖質、脂質、ビタミン、ミネラルなどの栄養素を含む食品をバランスよく組み合わせ、一日三〇品目以上を目標にして食べるのが望ましいとされています。

これは、大腸がんの手術後の患者さんだけでなく、すべての人に共通する健康的な食生活の条件です。

それぞれの栄養素には、次のような働きがあります。

たんぱく質　からだの細胞や筋肉をつくり、その働きを活発にします。

糖質　からだを動かして活動するための、おもなエネルギー源となります。

脂質（脂肪）　体脂肪としてからだに蓄えられるほか、活動のエネルギー源にもなります。

ビタミン　体内のさまざまな生理的機能に影響して、からだの働きを円滑にする作用があります。

ミネラル　ビタミンと同じように体内の生理的機能に影響してからだの働きを円滑にするほか、からだの一部を構成します。たとえばカルシウムはミネラルの一つですが、骨や歯をつくるのに重要な成分です。

食物繊維　便通をよくし、血糖値やコレステロールなどを抑える働きもある食物繊維を多く含む食品群も、十分にとる必要があるといわれています。

これらの栄養素のうち食物繊維に関しては、手術後しばらくは下痢をしやすいので、便通がよくなりすぎないよう、とりすぎには注意が必要です。しかし、ある程度時間が経過したら問題がなくなってくるので、食物繊維を多く含む食品群もまんべんなくとるようにしましょう。

POINT

三〇品目をどう数えるか

健康維持のために一日三〇品目をとろうという呼びかけは、厚生労働省の「健康づくりのための食生活指針」などにみられるものです。朝・昼・晩の一日三食に分けて考えれば、一回の食事では一〇品目程度とればよいことになります。このとき、たとえば朝と昼とで食品が重複した場合は、二度目からは数えないようにしてかたよりを防ぎます。

バランスメニューは主食・主菜・副菜が基本

できるだけ多くの食品数をとるには、「主食・主菜・副菜」をそろえる昔ながらの日本食の食べ方が役立ちます。

たとえば、主食をご飯、パン、めん類などとします。これに主菜（メインのおかず）を肉、魚、豆類、乳製品などのたんぱく質を中心とし、副菜にビタミンやミネラルが多く含まれる野菜や海藻、くだものなどをセットにして一食分とすればよいでしょう。

ただし、同じ栄養素を含む食品でも、からだの調子がよいときと悪いときではすすめられるものが違ってきます。調理方法によっては消化しやすくなるものもあるので、おのずとメニューにも違いが出てきます。次ページ以降に栄養素ごとの食品例をいくつかあげますので、参考にしてください。

バランスのよいメニューのつくり方

主菜（メインのおかず）
肉、魚、豆類、乳製品など、おもにからだをつくるたんぱく質が中心で、脂質も適度に含む

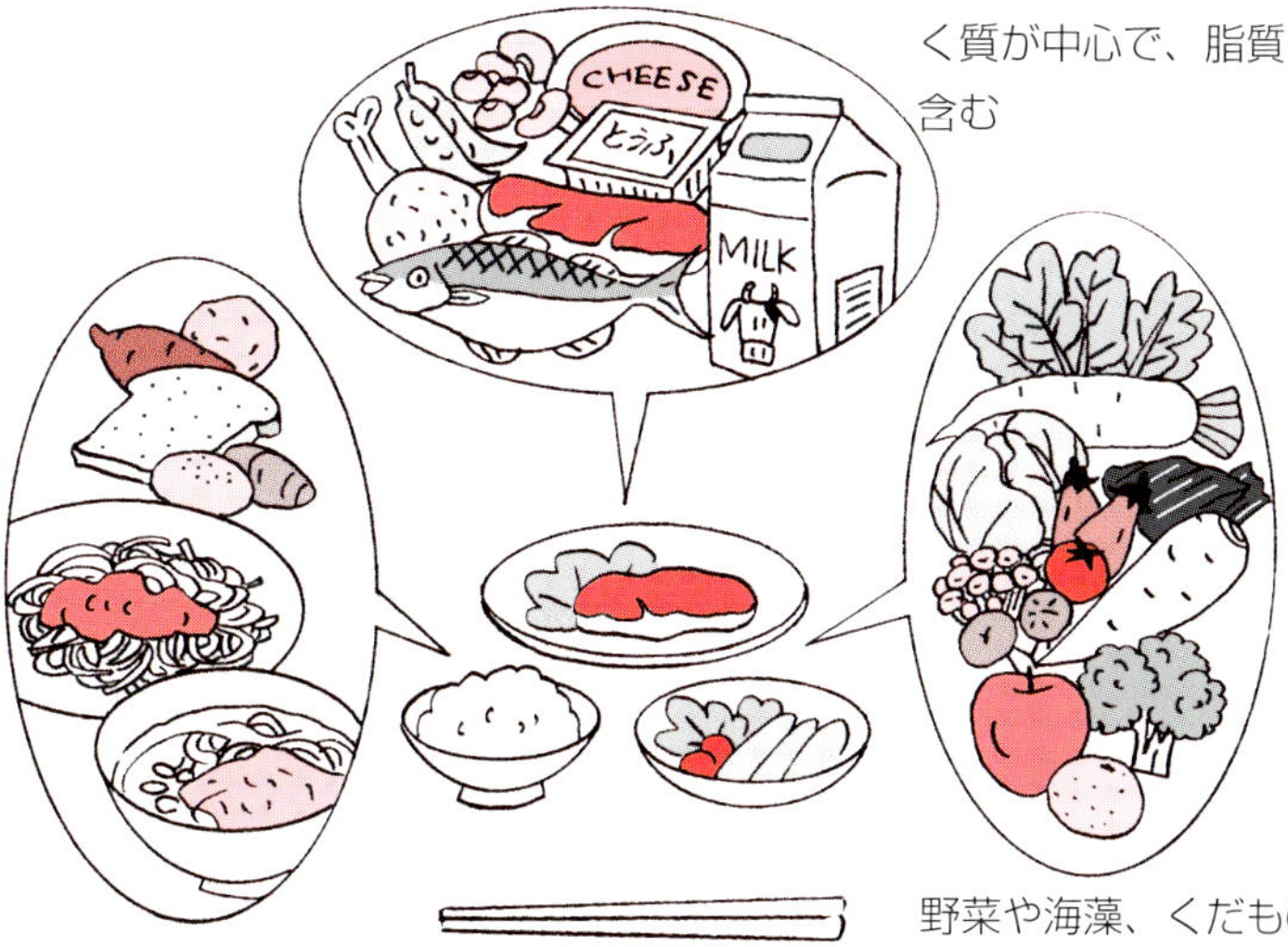

副菜
野菜や海藻、くだものなど、ビタミンやミネラル、食物繊維がバランスよく含まれる食品が望ましい

主食
ご飯、パン、めん類など、おもなエネルギー源となる糖質

栄養素別・食べやすい食品

たんぱく質	肉類	皮を取り除いた鶏肉、鶏ささみ、脂肪分の少ない牛・豚肉、レバーなど
	魚介類	アジ、カレイ、ヒラメ、サケ、タラ、カキなど
	水産加工品	はんぺんなど
	大豆加工品	豆腐、やわらかく煮た豆、ひきわり納豆、きなこなど
	乳製品	牛乳、ヨーグルト、乳酸飲料、チーズなど
	卵	鶏卵、うずらの卵など
糖質	穀類	おかゆ、やわらかく炊いたご飯、うどん、パン、マカロニなど
	いも類	じゃがいも、さといもなど
	くだもの	りんご、熟したバナナ、もも、洋なし、くだものの缶詰など
	菓子類	ビスケット、カステラ、ゼリーなど
ビタミン・ミネラル	やわらかく煮た野菜	かぶ、かぼちゃ、カリフラワー、キャベツ、大根、トマト、なす、白菜、ブロッコリーなど
脂質	油脂類	植物油、バター、マーガリン、生クリームなど
その他	飲み物	番茶、麦茶、ジュース、薄いお茶・紅茶、薄くいれたコーヒーなど
調理法	—	煮る、蒸す、焼く、細かく刻む

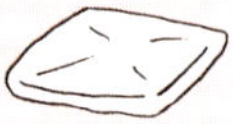
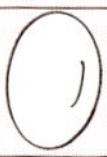
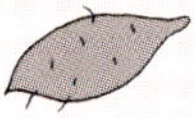
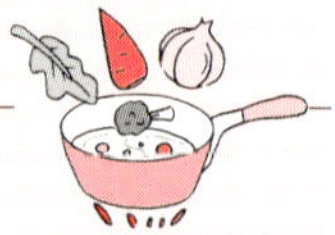

栄養素別・できれば控えたい食品

たんぱく質	肉類	脂肪分の多い牛・豚肉（バラ肉）、揚げたり炒めたりした肉料理、脂肪分が多い肉の加工品（ハム、ベーコン）など
	魚介類	貝類、イカ、タコ、スジコなど 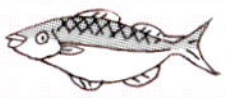
	水産加工品	かまぼこ、干物、佃煮、塩辛など
	豆類	大豆、枝豆など 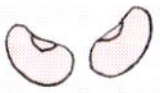
糖質	穀類	玄米、赤飯、油で炒めたご飯（チャーハン）、油を多く使用しためん料理（ラーメン、焼きそば）、玄米パン、胚芽入りパンなど
	いも類	さつまいも（繊維が多い）など 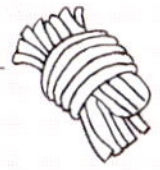
	いも類の加工品	こんにゃく、しらたきなど
	くだもの	パイナップル、柑橘（かんきつ）類、干したくだもの（干しぶどう、プルーン）など
	菓子類	揚げ菓子、豆菓子、香辛料の強い菓子など
ビタミン・ミネラル	野菜類	きのこ類、繊維の多い野菜（ごぼう、たけのこ、ふき、とうもろこしなど）、香りの強い野菜（ねぎ類、にら、にんにく、らっきょうなど）
	海藻	こんぶ、のり、ひじき、わかめなど
脂質	油脂類	ラード、ヘッドなど
	揚げ物や炒めものなど油を多く使った料理など	天ぷら、フライなど 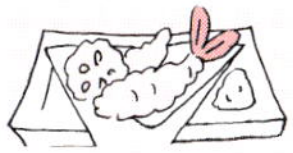
その他	香辛料	からし、カレー粉、わさびなど（使いすぎに注意）
	飲み物	炭酸飲料、アルコール類、濃いお茶・コーヒーなど
	漬け物	たくあんなどのかたい漬け物

参考資料：「国立がんセンターがん対策情報センター」ホームページなど

必要なエネルギー量をとるには

腹八分目で回数を増やし一日分の食事量を確保する

大腸の一部または全部を切断した直後は、一回に食べられる量が手術前よりは一時的に少なくなります。しかし、一日の活動に必要なエネルギー量を確保するには、栄養バランスのよい食事を十分にとる必要があります。そこでおすすめしたいのが、一回ごとの食事量を少なめにし、間食を適度にとるなどして、食べる回数を増やすという方法です。

毎食ふつうの量を食べられるような気がしても、手術直後の腸の容量は減っているので、思ったほどはおなかに入りません。また、無理におなかに入れても消化しきれず、苦しい思いをすることになるので注意してください。「腹八分目」を心がけましょう。

退院直後の目安は一日一二〇〇キロカロリーから

私たちの一日の活動に必要なエネルギー量は、体格や運動量によって異なります。退院直後の自宅療養期間は活動量が多くないので、エネルギー量もあまり多くとらなくてかまいません。体格にもよりますが、退院直後はまず一二〇〇キロカロリー程度の摂取を目安にしてみるとよいでしょう。退院から日数を経過し活動量が増えてきたら、徐々に摂取エネルギー量も増やしていきます。

間食をとる場合は、一日三食＋間食二回（午前・午後各一回）というように自分に合った食事時間を決めます。そして、間食も含めて一日の合計摂取エネルギー量を計算し、食品を選んでメニューを考えてみます。これができれば理想的ですが、あまり神経質になる必要はなく、大まかな目安と考えればよいでしょう。

MEMO

健康な人が一日に必要なエネルギー量

厚生労働省の「日本人の栄養所要量（第六次改定）」によると、健康な人が一日に必要なエネルギー量は、五〇〜六九歳の男性で一七五〇〜二二五〇キロカロリー、女性で一四五〇〜二一〇〇キロカロリー。病後の人、生活活動が活発でない人は少なく、運動や肉体労働をして生活活動が活発な人は多くなっています。

1日にとりたい食品量の目安

1200kcal、たんぱく質50gの例

成分		食品	量	目安
一日三食の合計	糖質	軟飯	300g	1食分は茶わんにごく軽く1杯程度
		じゃがいも	40g	小1/2個
		砂糖	10g	大さじ1杯程度
	たんぱく質	卵	50g	中1個
		魚	40g	1/2切れ
		肉類	20g	薄切り1枚
		牛乳	150g	カップ7分目
		みそ	10g	みそ汁軽く1杯程度
	脂質	油脂	5g	小さじ1杯程度
	ビタミン・ミネラル	野菜類	120g	1食分は40g程度
		くだもの	50g	バナナ1/2本程度
間食として		ビスケット	10g	1～2枚
		カステラ	25g	1/2切れ
		ヨーグルト	100g	1個

とりやすい間食の例

乳製品	ヨーグルト、飲みやすく温めた牛乳、乳酸飲料、カスタードプリン、チーズなど
パン	バターロール、やわらかいパン、ホットケーキなど
くだもの	缶詰、バナナ、りんご、ジュースなど
菓子	ビスケット、ウエハース、カステラ、ゼリーなど

参考資料：「国立がんセンターがん対策情報センター」ホームページなど

その他・食事で気をつけたいこと

アルコールやお茶、コーヒーはほどほどに

食事とともに飲み物にも気をつけてください。便秘や下痢の対策としても、水分は適度にとることが大切です。便秘のときは水分が便をやわらかくし、下痢のときは脱水が起こるのを防ぐからです。

ただし、とらないほうがよい水分もあります。おなかのふくらみやすい炭酸飲料は避けましょう。アルコール類や、カフェインを含むお茶やコーヒーも飲みすぎに注意します。アルコールやカフェインには利尿作用があるので、飲んでもすぐに尿として排出されてしまい、かえって脱水をまねくことがあります。

お酒は習慣化して度を超してしまうのが最もよくありません。絶対禁酒とはいいませんが、少しの量を楽しみ、ほどほどを心がけてください。

外食するときは脂っこい料理に注意

油脂類をとりすぎると、下痢がひどくなることがあります。腸の状態が安定しない術後はとくに注意しましょう。

動物性脂肪を大量にとる人や油脂類を好む傾向のある人は、大腸がんの発症リスクが高いといわれています。今回、手術で大腸がんの治療をしたことをよい機会ととらえ、今後の健康づくりのためにも油脂類のとりすぎには気をつけたいものです。

中華料理や焼肉、とんかつなどの揚げ物に代表される外食メニューは、家庭料理に比べて多くの油が使われています。自宅療養から仕事や学校に復帰したのちに外食が多くなりそうな人は、脂っこい料理をとりすぎないよう、メニュー選びに十分注意しましょう。

MEMO

栄養過多にも注意

手術前はがんのために体調が悪く、思うように食べられないことがよくあります。しかし、がんを切除したことによって体調がよくなると、また好きなだけ食べられるようになります。そのため、つい食べすぎて栄養過多となり、術後短期間で太ってしまう人もみられます。栄養過多は高脂血症、肥満、糖尿病などの生活習慣病を悪化させることがあるので、十分な注意が必要です。

気をつけたい外食メニュー

脂っこい料理

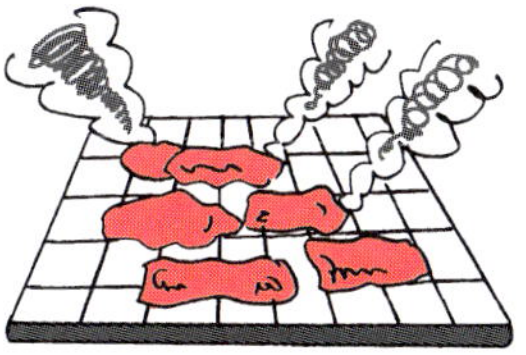

焼肉

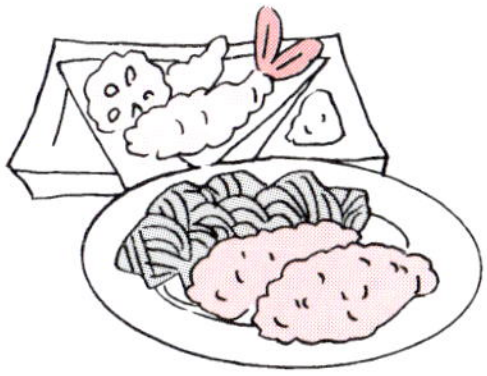

揚げ物
（天ぷら、唐揚げ、
フライなど）

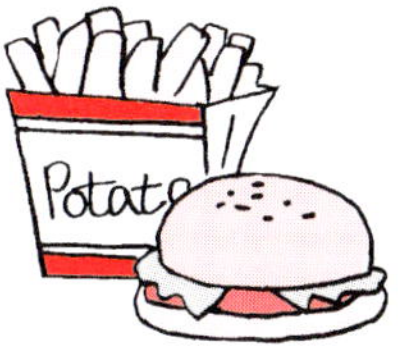

ファーストフード
（ハンバーガー、フ
ライドポテトなど

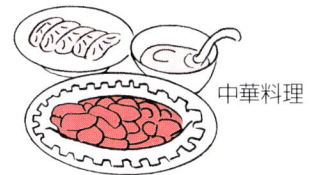

中華料理

刺激の強い料理

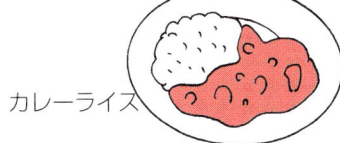

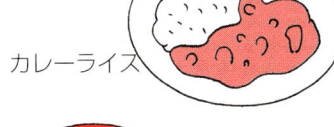

カレーライス

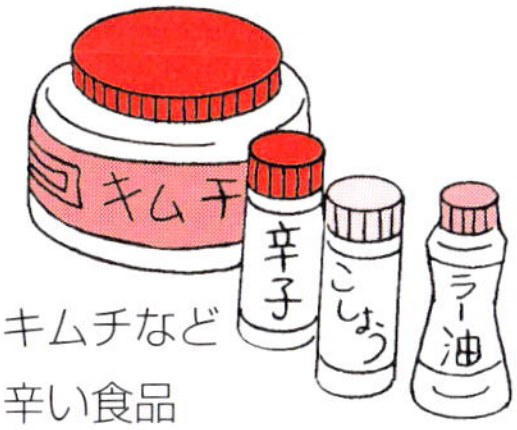

キムチなど
辛い食品

嗜好品

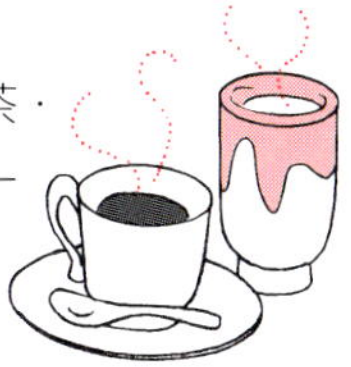

濃いお茶・
コーヒー

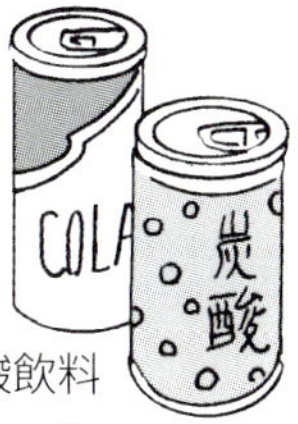

炭酸飲料
（ソーダ、コ
ーラなど）

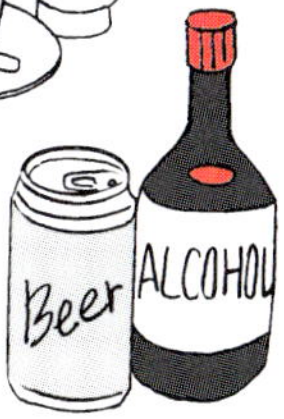

アルコール（ビールなど）
は飲んでもほどほどに

その他

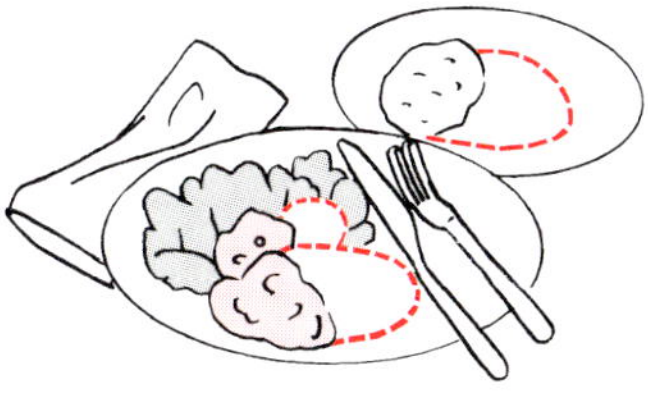

メニューによっては1人前の量が
多すぎる場合があるので、無理に
完食をめざさない

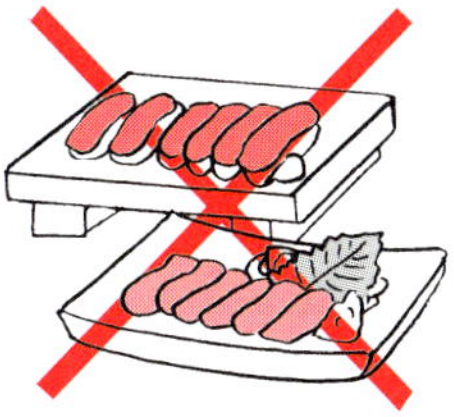

腸の調子が安
定しないうち
は、生もの
（刺し身など）
や消化のよく
ない物は避け
る

適度な運動・スポーツでからだを動かす

運動で弱った筋力と腸の働きを回復させる

退院直後はまだ全身の筋肉が弱った状態だと思われます。多くの場合は病院内で歩く練習をした程度で退院となるので、筋力が完全回復していなくてもしかたありません。気持ちを切り換えて少しずつ運動量を増やしていきましょう。

いきなりハードな筋力トレーニングなどをしなくても、日常生活のなかで行動範囲を広げていけば、弱った筋力も徐々に戻ってきます。全身の血行もよくなり、体力も回復し、ひいてはそれが腸の動きの回復にもつながります。メタボリック症候群など生活習慣病の予防や全身の健康維持にとっても、運動は効果的です。

痛みのあるうちは無理をしない

個人差はありますが、手術の傷はだいたい三か月程度で完治します。それまでは多少の傷の痛みやつっぱり感を感じることもあるので、無理に傷周辺の筋肉に負荷のかかる運動は行なわないほうがよいでしょう。とくに腹筋運動や強くいきみ続けるような動作、自転車や長時間の座位などは避けるようにします。おなかをぶつけたりこすったりする恐れのある運動・動作も避けてください。

万が一、何かの動作にともなって傷の痛みやつっぱり感が増したり、出血がみられたりする場合は、すぐに受診しましょう。

MEMO

メタボリック症候群

肥満や内臓脂肪の蓄積に加え動脈硬化の危険因子となる糖尿病や脂質異常症、高血圧などが複数集中している状態をいいます。脂質異常症の一つである高脂血症は、大腸がんの発生リスクが高いことで知られています。

術後の回復に適した運動

体力が非常に低下している場合は、ベッド周辺での運動から始める。術後3か月程度は腹筋に大きな負荷をかけない

術後の機能回復訓練の例

手の運動

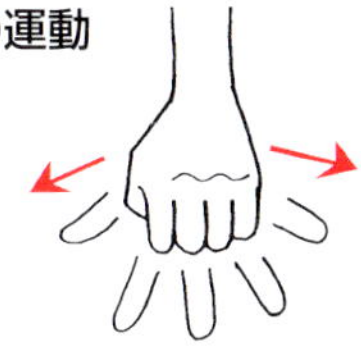

指の曲げ伸ばし

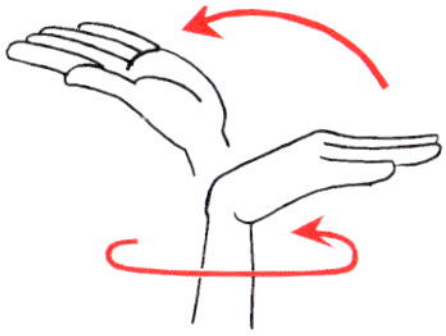

手首の曲げ伸ばし･回転

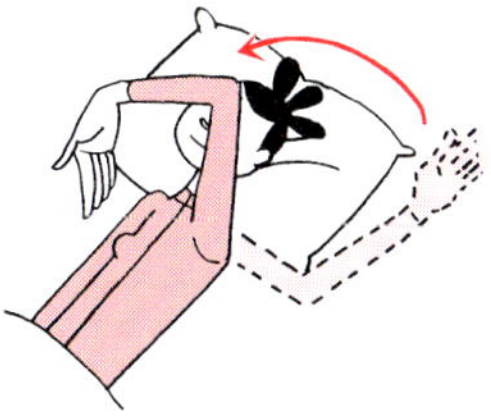

腕の曲げ伸ばし･回転

足の運動

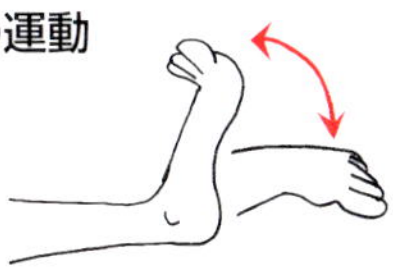

足首の曲げ伸ばし･回転

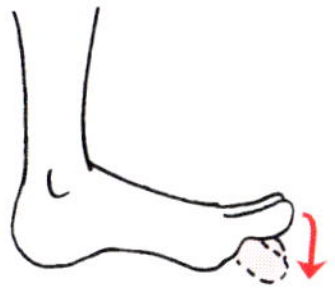

足指の曲げ伸ばし

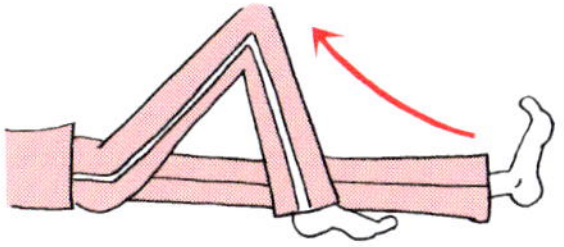

ひざの曲げ伸ばし･上げ下ろし

立位運動

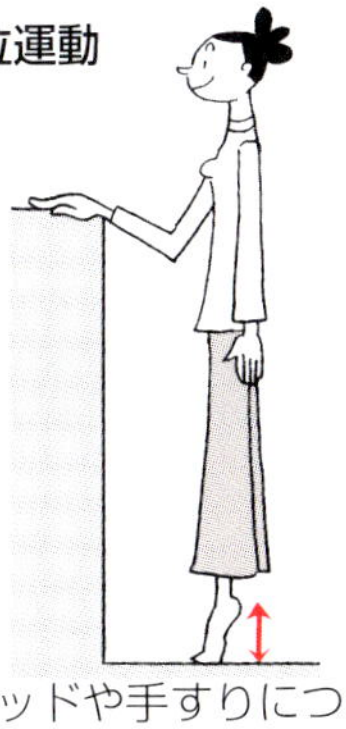

ベッドや手すりにつかまって立ち、つま先立ちとかかとの上げ下ろし

歩行運動

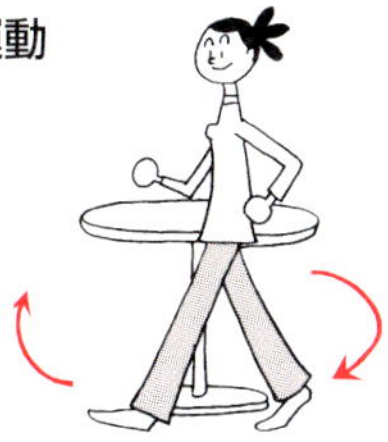

ベッド周辺や室内の往復歩行

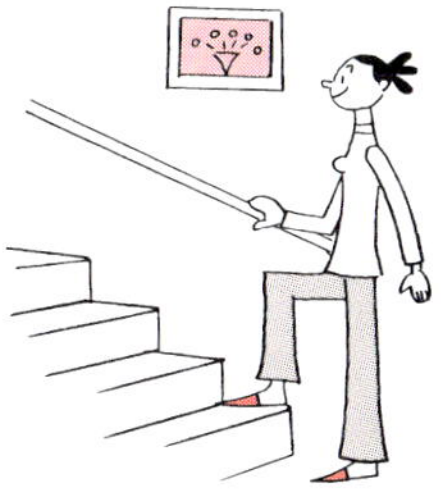

徐々に歩く範囲を広げる

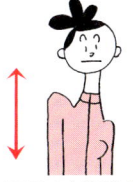

肩の上げ下げ

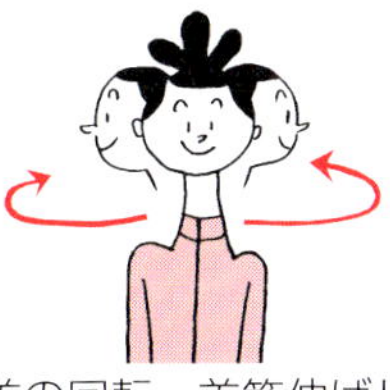

首の回転・首筋伸ばし

日常生活の動作

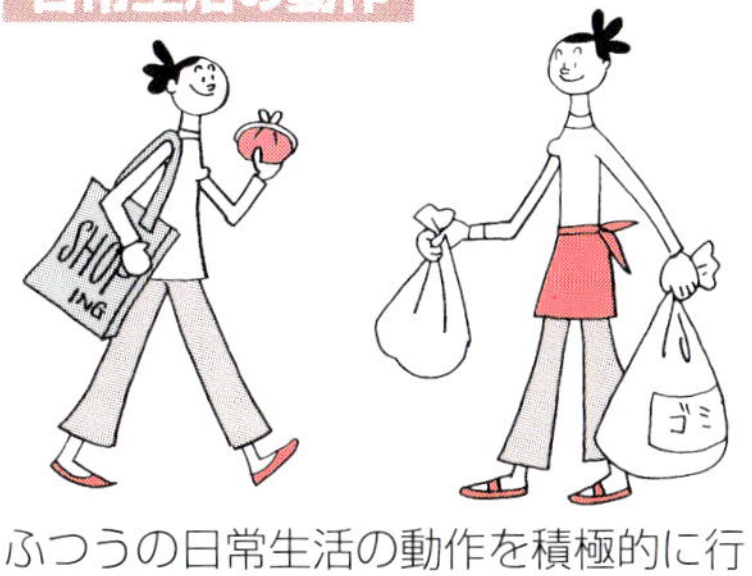

ふつうの日常生活の動作を積極的に行ない、できることを増やしていく

無理のないペースでのウォーキングがおすすめ

無理なくできる運動で、いつでもどこでも誰にでも、毎日できるものとしておすすめなのがウォーキングです。遠くへ行かなくても、最初は室内の往復から始めるだけでもかまいません。

ただし、すぐに終了しては効果が出ません。第1章でもふれましたが、運動は少し「がんばったなあ」と思える程度まで行なったほうが効果的です。

無理は禁物ですが、余裕がありすぎても効果は期待できません。自分のペースで少しだけ「きついな」と思えるぐらいの運動量を目安にしてみましょう。ほんの少しだけ目標を高めに設定するとよいでしょう。こうして歩く機会を増やしていきながら、日常生活の動作・行動の範囲を広げ、家事なども、できることは積極的に行なっていきましょう。

運動時は水分補給を忘れずに

室内や自宅周辺で歩くことに慣れてきたら、さらに外へと行動範囲を広げましょう。散歩を兼ねたウォーキングは運動になるだけでなく気分転換にも最適です。軽く汗をかく程度の運動量が理想ですが、脱水を起こさないよう、水分補給も忘れずに行なってください。

排便のことが気になって外に出るのをおっくうがっていると、かえってからだによくありません。

とくに便秘がちな人の場合は、積極的に外へ出たほうが腸の動きがよくなり、排便リズムがととのいます。

下痢気味の人や頻便気味の人も、ウォーキングコースのトイレの場所の確認や、万一に備えた失禁パッドの用意などで対応し、できるだけ外を歩いてみましょう。

POINT 運動のポイント

①最初は短時間で
②日々少しずつ時間を伸ばし、運動量を増やす。たとえば、最初はゆっくり歩き、しだいに早足で歩くなど
③一日に何度もくり返す
④慣れたら「少しきついかな」と思うところまでやってみる。無理は禁物だが、楽なところでやめては運動にならない

正しいウォーキングの姿勢

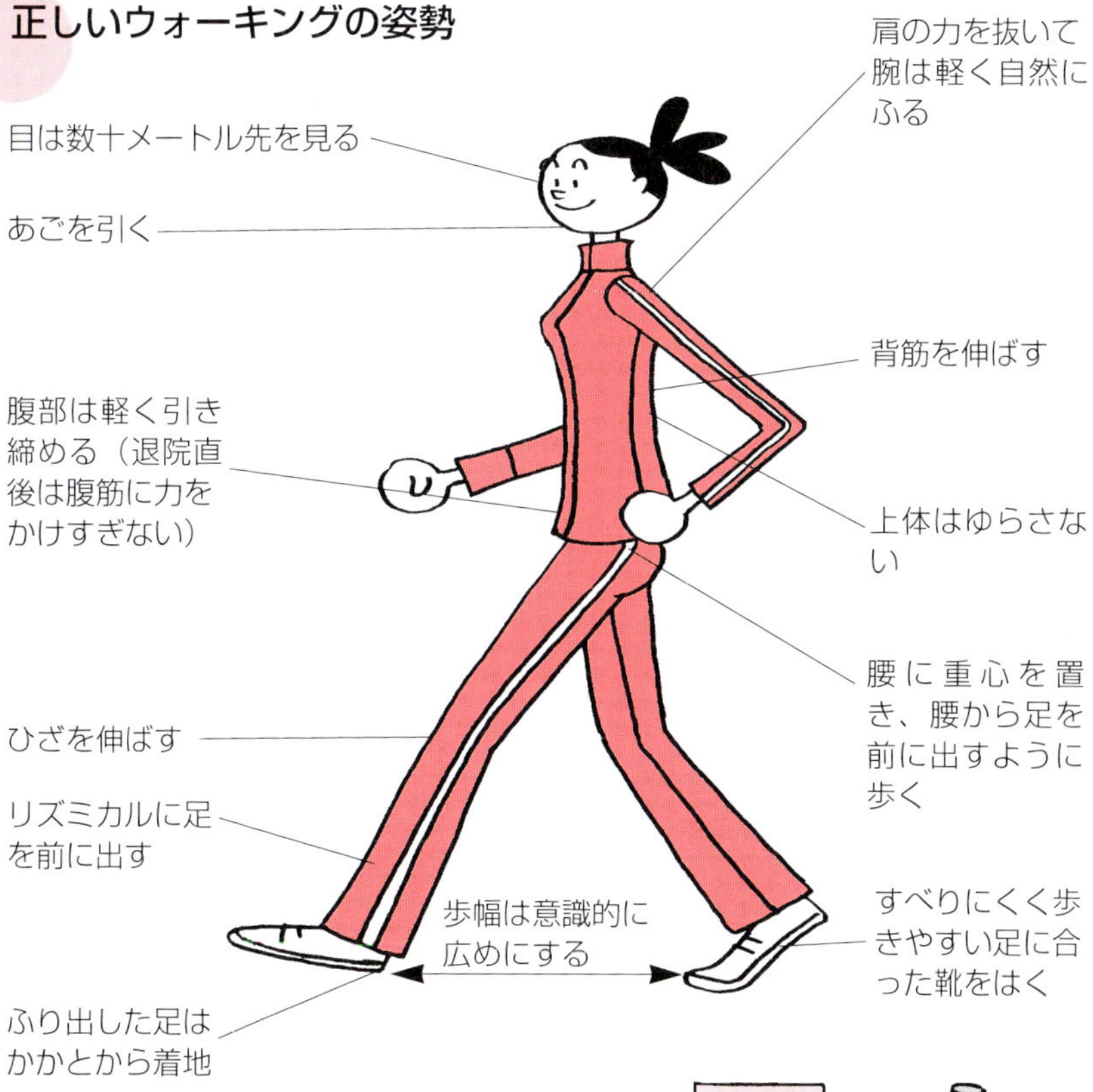
肩の力を抜いて腕は軽く自然にふる
目は数十メートル先を見る
あごを引く
背筋を伸ばす
腹部は軽く引き締める（退院直後は腹筋に力をかけすぎない）
上体はゆらさない
腰に重心を置き、腰から足を前に出すように歩く
ひざを伸ばす
リズミカルに足を前に出す
歩幅は意識的に広めにする
すべりにくく歩きやすい足に合った靴をはく
ふり出した足はかかとから着地

運動の準備と注意点

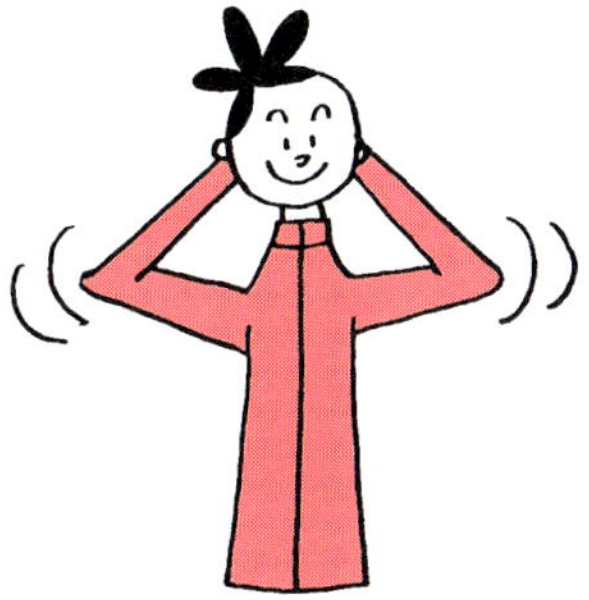

軽い運動から少しずつ始める

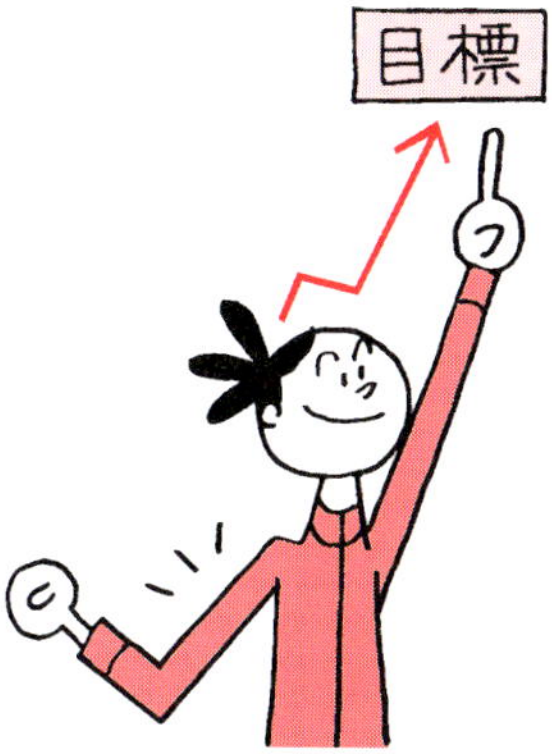
目標

無理のない範囲で運動を計画。慣れたら少し高めに目標をかかげてみるのもよい

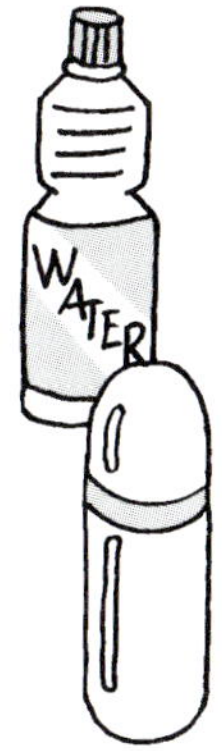
WATER

汗をかいたら必ず水分を補給する

排便リズムをととのえる

ライフスタイルの改善で便通をととのえる

手術後は軟便が出たり、下痢ぎみになるのがふつうです。個人差はありますが、結腸の一部を切除した場合では、早い人で術後数週間〜一か月程度、遅い人でも三か月〜半年ほどで、手術前とほぼ同じような便の状態に落ち着いてくるのが一般的です。運動や食生活をはじめとする生活習慣を見直し、ライソスタイルの改善に努めれば、排便リズムがいっそうととのいやすくなります。

切除範囲が広いと、便の状態や排便リズムが以前と同じ状態に戻らないこともあります。その場合もあせらずに、今の状態に慣れていくようにしましょう。

ひどい下痢の場合は保温と安静を

抗がん剤治療を受けている場合は、副作用として軟便、水様便が続くことがあります。また、慢性的な軟便や水様便が出るだけでなく、食事内容やストレスなどちょっとしたことで腸が刺激を受け、下痢がひどくなることもあります。

急な下痢のときは安静にし、からだの保温に努めます。脱水を起こさないように水分補給も忘れずに行ないましょう。左図のような食べ物にも注意します。

ひどい場合は受診し、医師に整腸剤や下痢止め薬を処方してもらいましょう。ただし、下痢止め薬は使用頻度に注意してください。安易にしばしば使ってい

MEMO

排便とストレス

胃や腸の働きは、精神的なものが影響します。排便の調子が悪くても、気にしすぎるとそれがかえってストレスとなり、ますます排便リズムを乱す要因になる恐れもあります。「大腸の手術を受けたのだから、しばらくの間は排便の調子が悪くてもあたりまえなのだ」と割り切ったほうがストレスも減り、気持ちが楽になります。

ると、下痢止め薬が効いた反動で便秘になってしまい、その便秘が改善しにくくなる恐れがあるからです。できるだけ自然にまかせ、薬を用いるのはひどい下痢や便秘のときだけにしましょう。

下痢がひどくてトイレに間に合いそうもない場合は、あらかじめ失禁パッドを下着に当てておくなどの工夫も大切です。

肛門周囲のただれにも気をつけて

下痢便の多くは酸性で消化酵素を含んでいます。そのため、下痢を頻繁にくり返していると、肛門《こうもん》周囲の皮膚がただれてくることがあります。赤くなって痛むこともあるので、排便後は肛門をトイレットペーパーで強くこすらないように注意してください。可能であれば弱い水圧のシャワーを使ってぬるま湯で肛門を洗い、やわらかい紙か布でやさしく拭くようにしましょう。

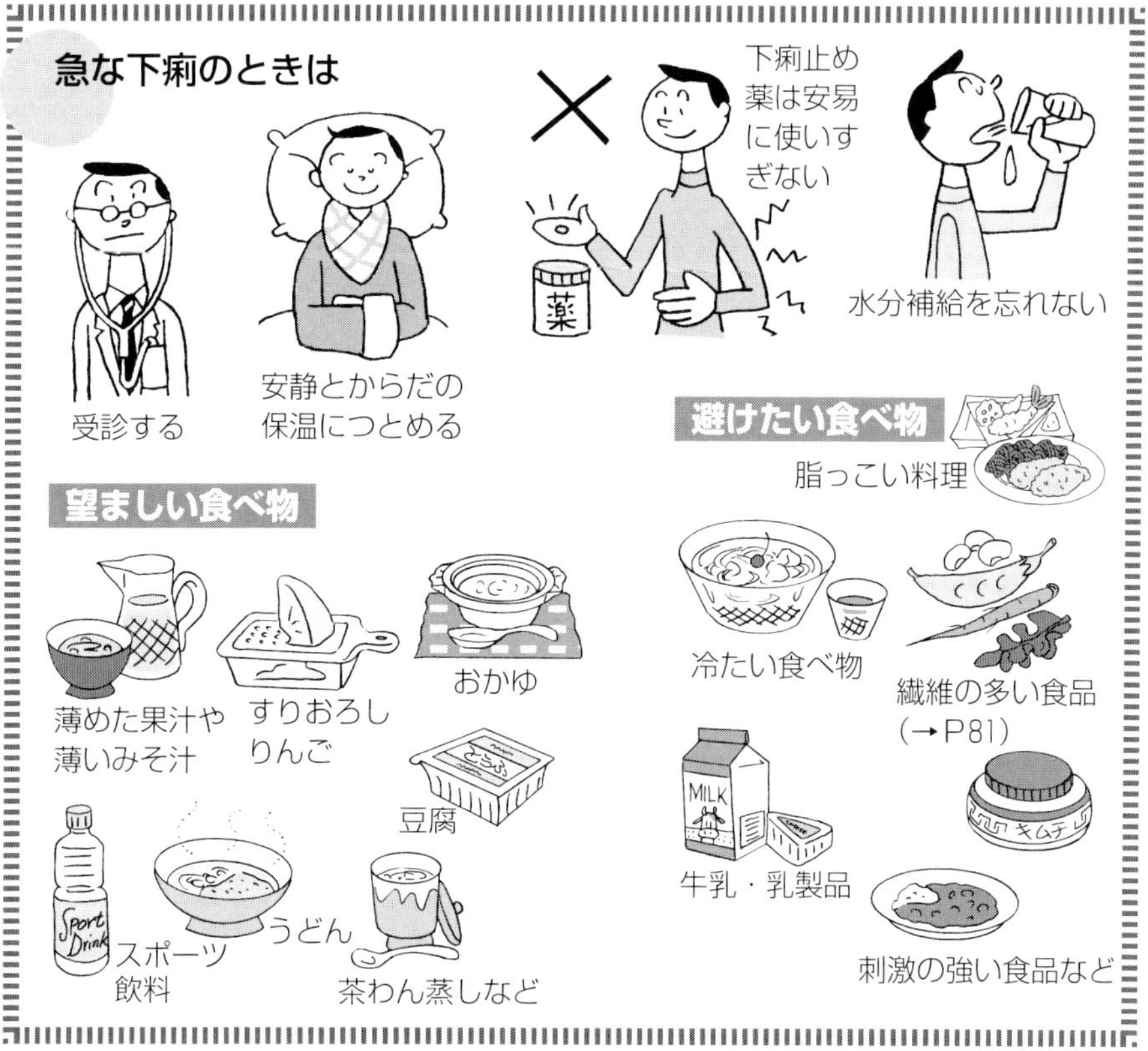
急な下痢のときは
受診する
安静とからだの保温につとめる
下痢止め薬は安易に使いすぎない
薬
水分補給を忘れない
望ましい食べ物
薄めた果汁や薄いみそ汁
すりおろしりんご
おかゆ
豆腐
Sport Drink
スポーツ飲料
うどん
茶わん蒸しなど
避けたい食べ物
脂っこい料理
冷たい食べ物
繊維の多い食品（→P81）
MILK
牛乳・乳製品
キムチ
刺激の強い食品など

便秘から体調がくずれることもある

手術後は腸の動きがゆっくりになるので、便がたまりやすくなります。たまった便は時間をかけて押し出され、少量ずつ何回かに分かれて出ることもあります。二～三日に一度でも便通があるなら、気にしなくてもよいでしょう。

心配なのは、便が腸管内で停滞するうちに、かたい栓のようになってしまうケースです。こうなるとおなかが張って苦しく、食べることもできなくなることがあります。痛みが激しく、便もおならも出ない状態なら、腸閉塞《へいそく》が疑われるので至急受診する必要があります。人工肛門造設術を受けた患者さんは腹圧による排便ができないため、とくに腸閉塞になりやすいので注意が必要です。

おならが出たり、ごくわずかでも便が出ている場合は、医師に緩下剤《かんげ》（便秘薬）を処方してもらったり、浣腸（↓P25）で便を出すようにします。とくに高齢者などでは、便秘で苦しいと食事が進まず、体力が落ち、全身状態が悪化するケースも少なくありません。このような場合、薬で便をやわらかくして排便を促したほうが全身状態を良好に保てます。

ときには緩下剤で調節ただし頼りすぎに注意

緩下剤にはいろいろな種類があり、薬量を調節して自然に近い排便を促すことができます。もしもに備えて医師に相談し、自分に合った緩下剤の処方を受けておくと安心です。しかし、安易にしばしば下痢止め薬を使い、その影響で便秘になったからといってすぐに緩下剤を使うようなことは決してしないでください。

便秘がちなときに牛乳を飲んで排便を促すなど、食べ物で排便の調節ができるようなコツをつかむことも大切です。

POINT

排便が気になって外出ができない人に

排便には精神的な要素も大きく関与しています。トイレの場所を確認したり、失禁パッドを用意して積極的に外出することをおすすめします。緊張すると便意は起こらないものです。緊張感のある外出をくり返すと、しだいに排便を自己調節できるようになります。ただし、緊張がなくなると便意を急にもよおすので注意が必要です。

便秘を解消するには

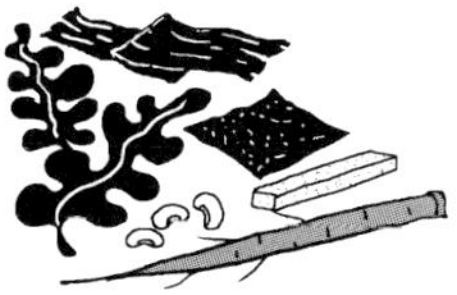

食物繊維の多い食品をとる（→P81）

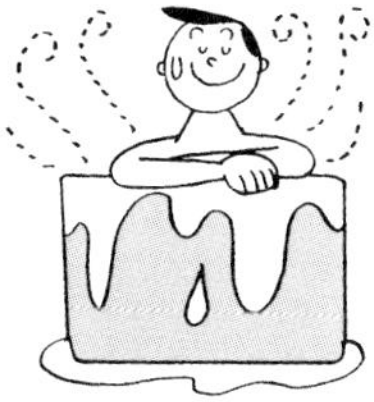

腹部を温める（入浴などもよい）

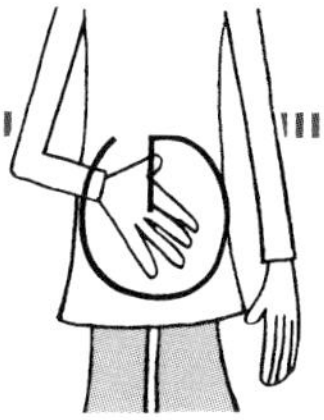

腹部をマッサージする（「の」の字を描くようにやさしく）

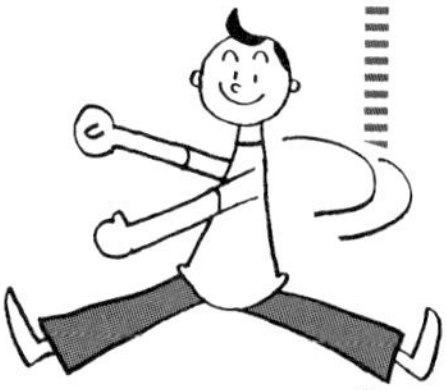

適度な運動をする

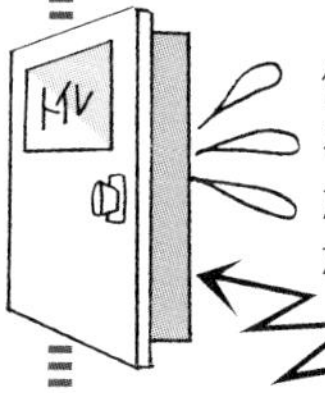

便意があるときはがまんしない

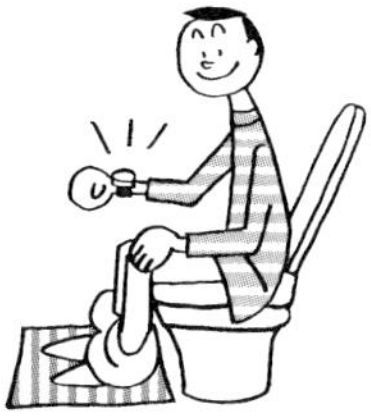

毎日、決まった時間にトイレに座る（規則的な排便習慣づけ）

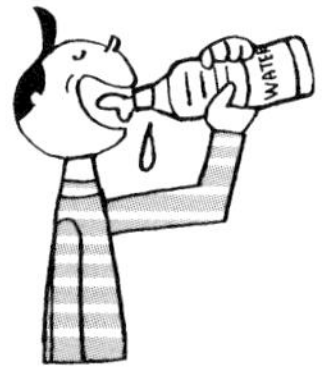

水分をとる

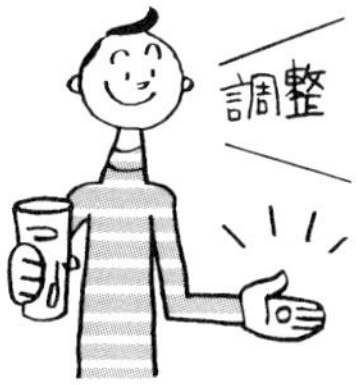

ときには緩下剤で調節

緩下剤の種類と特徴

分類	商品名	作用
酸化マグネシウム製剤	酸化マグネシウム マグミット	腸内の水分吸収を阻止することで便の水分を増やしてやわらかくし、排便しやすくする
センノシド製剤	プルゼニド	大腸粘膜を刺激して腸の運動を促す。服用からおよそ8～12時間後に排便が起こる。錠剤と水薬があり、水薬は数滴から十数摘を溶かして服用するので、体調に合わせた服用量の調節も可能
センナ・センナ実製剤	アローゼン	
ピコスルファートナトリウム水和物製剤	ラキソベロン	
漢方薬	大建中湯	下痢や便秘、腹部の膨満感などの改善に効果がある
モサプリドクエン酸塩水和物製剤	ガスモチン	消化管の動きを促進する胃腸機能調整剤

頻便の人は念のためトイレの場所確認を

便意があるときにがまんをすると、便秘になることもあり、排便リズムがととのいません。それとは逆に、直腸の手術を受けた場合は便をためておくことが思うようにできず、一日に五～六回以上排便がある頻便になって、自分の排便リズムをつかめなくて困ることもあります。

頻便ではしばしば便意が起こり、便意が起きたらいつでもすぐにトイレに行けるようにと、そればかり気にしがちです。

安心して過ごす方法として、出先などではまず、トイレの場所を確認しておくことです。同行の人にも事情を話しておくとよいでしょう。

慣れてくると、何を食べたときどれぐらいあとに便意がくるか、患者さん自身もだいたい予想できるようになるので、余裕をもってトイレに行けるようになります。

MEMO

トイレの場所確認

最近は携帯電話を使ってインターネットにアクセスし、公共施設のトイレの場所を調べることもできます。左ページのバリアフリートイレも検索できるサイトがあります（→P168）。

頻便の場合

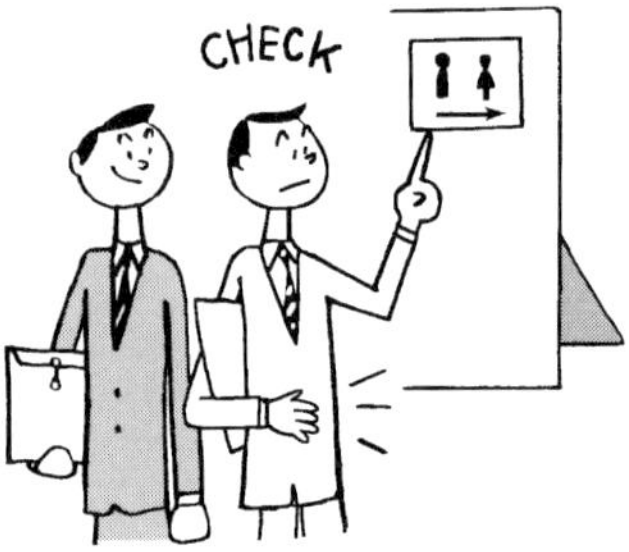

出先ではトイレの場所を確認しておくと安心

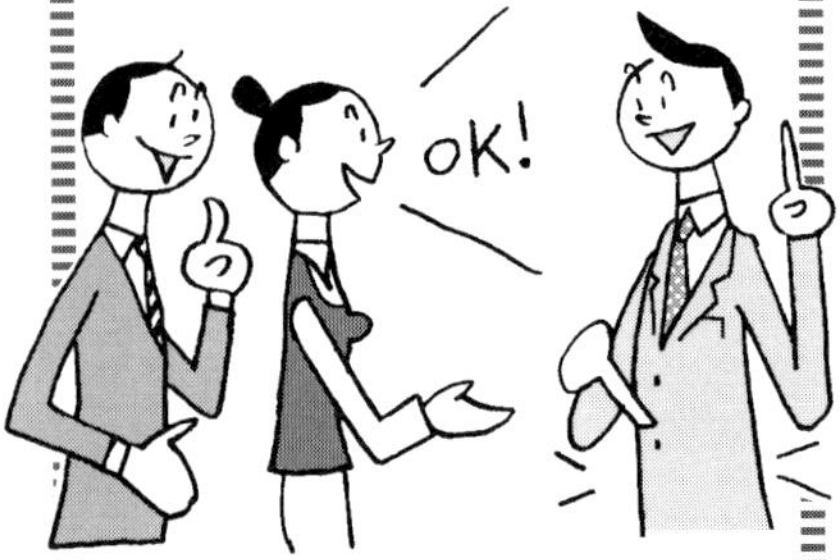

できれば周囲の人に事情を話し、協力してもらう

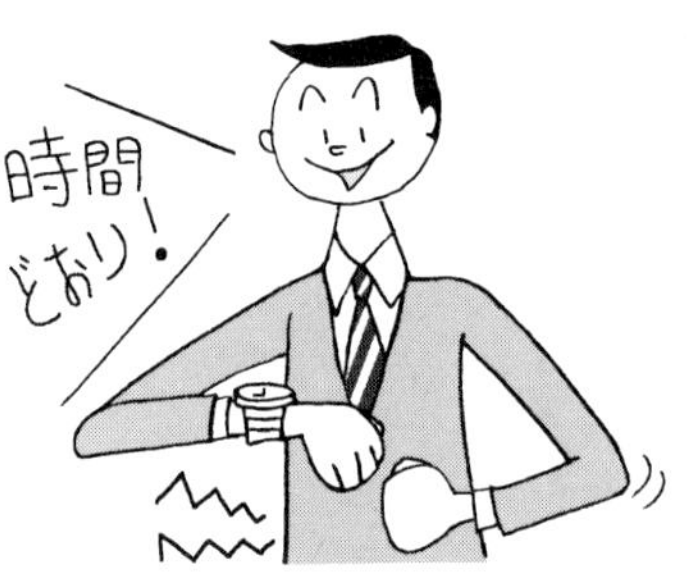

頻便があっても慣れれば排便間隔への対応がうまくできるようになってくるので心配しすぎない

緊急時に役立つオストメイト対応のトイレ

●ストーマ用の流し台が設置されている

公共施設の中には、オストメイト（直腸切断術後にストーマ造設術を受けた患者さん）に対応できる設備のあるトイレも増えてきました。

オストメイト対応のトイレは、オストメイトの外出時に、ストーマ装具から便やにおいが漏れるなどのトラブルが発生したとき、緊急処置ができる設備を備えています。

特徴は、ストーマ内の便をかがまずに捨てられる汚物流し台があることです。この流し台には、ストーマを軽く洗うこともできる温水ハンドシャワーがついています。また、予備のストーマ装具に交換するときに用具や着替えを置くための折りたたみ式の台なども用意されています。

●便のトラブルの緊急処置に役立つ

このタイプのトイレは、本来はオストメイトやその他の障害のある人専用のトイレです。しかし、大腸がんの手術後で排便状態がまだ安定していない人が、外出時に便漏れなどのトラブルにあってしまったときの緊急処置にも役立ちます。

オストメイト対応トイレの目印は左のとおりです。通常の身体障害者用トイレや乳幼児対応トイレといっしょになったバリアフリートイレもあります。外出先にこのようなトイレが設置されているかどうか、あらかじめ調べておくと安心です。

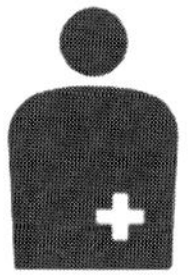

オストメイトの目印

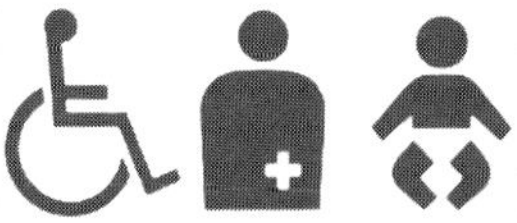

身体障害者·オストメイト·乳幼児用の設備を備えたバリアフリートイレの表示

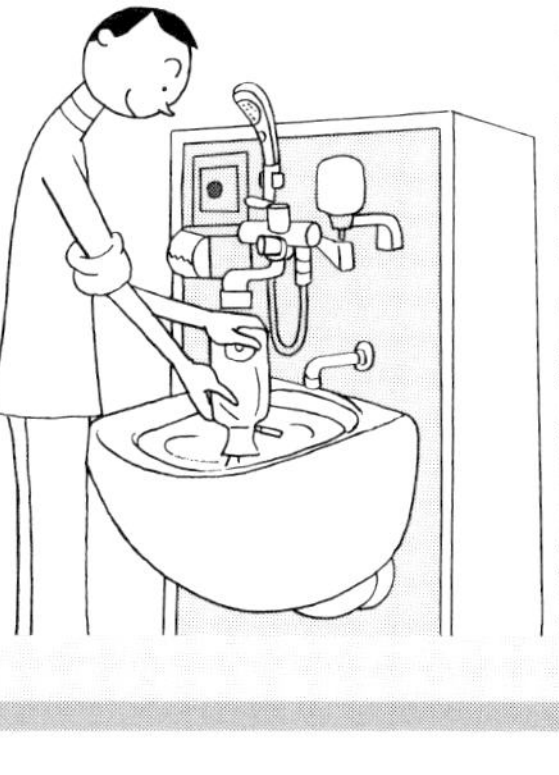

オストメイト対応トイレの中にある流し台。ストーマ装具内の便を捨てたり、ストーマを軽く洗ったりできる

毎日の入浴で清潔と心身のリラックスを

お風呂で温まると腸の動きもよくなる

開腹手術をしたあとでも、おなかの傷がふさがり、医師の許可が出れば入浴可能です。ほとんどの人は退院後、自由に入浴できるようになります。

入浴は、皮膚の清潔を保ち、全身の血行をよくします。疲れをとり、心身のリラックスを促す効果もあります。毎日の生活のなかに、ゆったりくつろげる入浴タイムをもうけましょう。

お風呂でからだを温めると、腸の動きもよくなります。ぬるめのお湯にゆっくりとつかりながら、おなかに大きく「の」の字を書くようにマッサージすると、便秘の解消に効果的です。

トイレが心配でも入浴のメリットは大きい

たとえ下痢や頻便がある人でも、お風呂で温まったほうが、腸や全身の健康にはプラスになります。トイレが間に合わず浴室を汚してしまうのではないかと心配な人は、自宅の場合、浴室に携帯便座（おまる）を用意するなどの工夫をします。万一、間違って浴室を汚してしまっても大丈夫なように、家族に協力してもらうとよいでしょう。

ストーマ造設術を受けた患者さんも同様です。ストーマがあってもお風呂には入れます。ストーマ装具の接する所は汗をかきやすいので、お風呂で汗を洗い流し、清潔を保ちましょう。

MEMO

ストーマと入浴

人工肛門《こうもん》造設術を受けた患者さんもふつうに入浴できます。ミニパウチや入浴用キャップなどのグッズ（→P71）の利用で、入浴をより快適にすることもできます。

入浴するときの注意

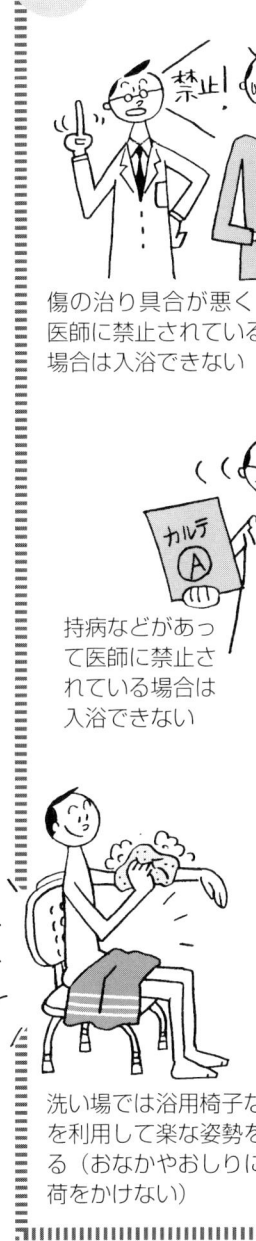

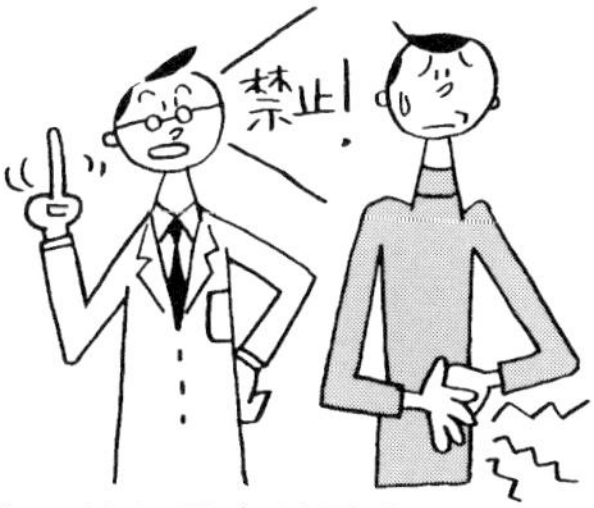

傷の治り具合が悪く、医師に禁止されている場合は入浴できない

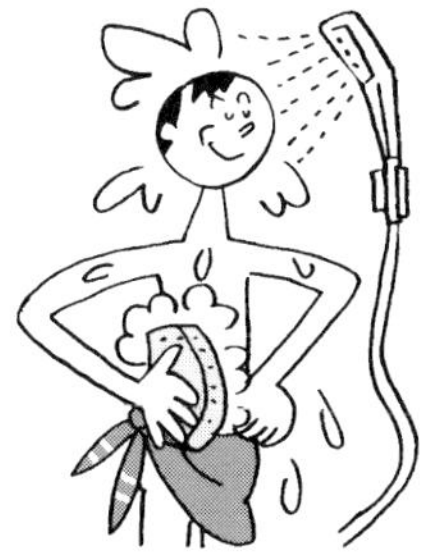

最初はシャワー浴、短時間浴で徐々にからだを慣らしていく

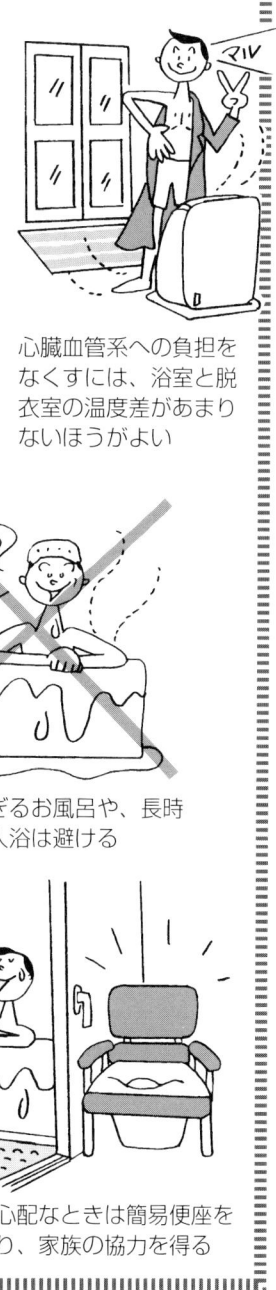

心臓血管系への負担をなくすには、浴室と脱衣室の温度差があまりないほうがよい

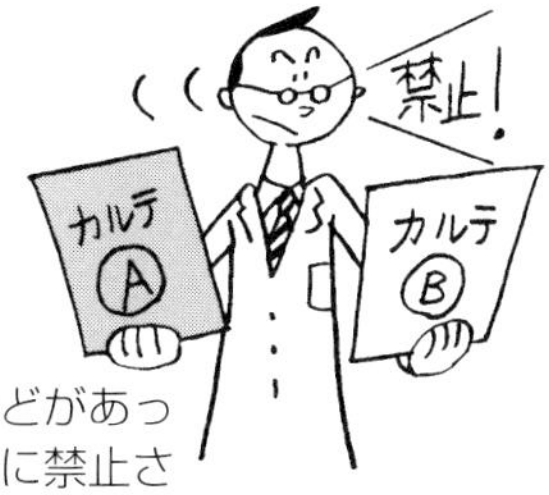

持病などがあって医師に禁止されている場合は入浴できない

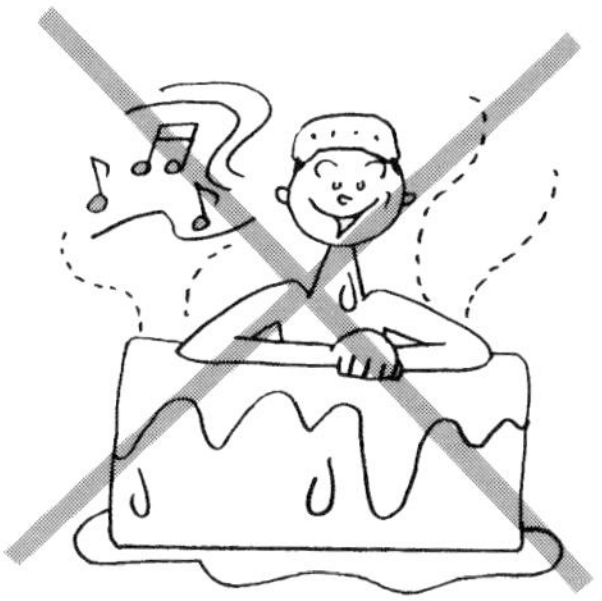

熱すぎるお風呂や、長時間の入浴は避ける

洗い場では浴用椅子などを利用して楽な姿勢をとる（おなかやおしりに負荷をかけない）

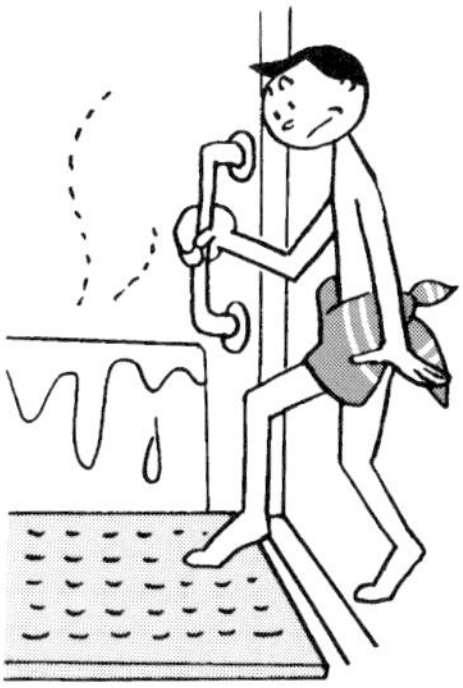

すべらないよう足元に注意する

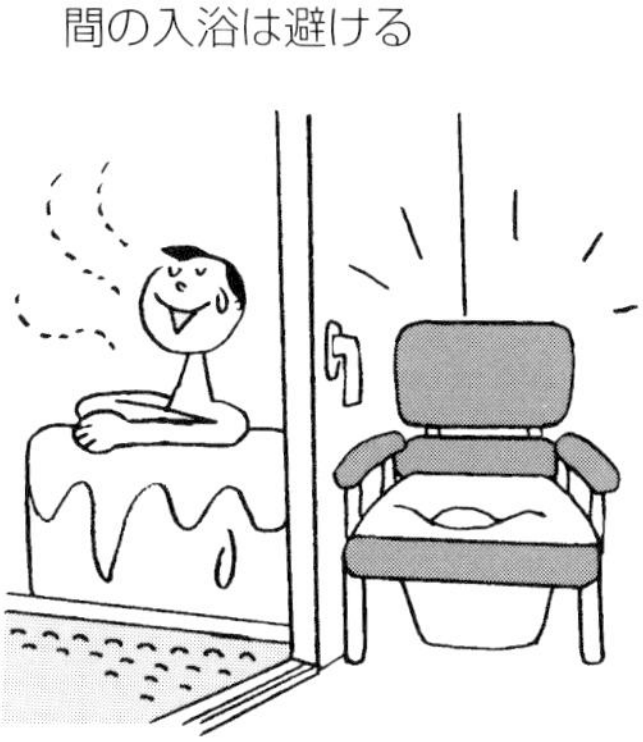

トイレが心配なときは簡易便座を用意したり、家族の協力を得る

薬を服用するときに注意したいこと

「おくすり手帳」を携行しよう

退院するとき、医師から今後の治療についての説明と、当面必要な薬の処方を受けます。医師の指示に従って用量・用法を守り、薬を服用してください。

大腸がんの手術以外に、持病の治療を受けている場合は、薬の種類も多くなり、管理がたいへんかもしれません。そんなときは、「おくすり手帳」を活用しましょう。処方箋といっしょにこの手帳を薬局に持って行けば、どんな薬が出されたかを薬剤師が記入してくれます。

その後に別の医療機関にかかるときでも、手帳を提示すればこれまでの薬の使用歴をわかってもらえます。複数の医師や複数の医療機関にかかるときに、とても便利です。通院時には、診察券や健康保険証などといっしょに携行するとよいでしょう。

市販薬を使うときは必ず医師に相談する

医師の指示で薬を服用しているときは、むやみに市販薬を用いないようにしましょう。薬によっては、相互作用が生じることがあるからです。現在服用中の薬と飲み合わせても問題ない薬かどうか、市販薬を使用する前には必ず医師に相談してください。

医師の許可を得て市販薬を使用することになったら、そのこともおくすり手帳に記入しておくとさらに安心です。

MEMO

おくすり手帳とは

過去に使用した薬の履歴などをメモしておける手帳です。市区町村の薬剤師会などが中心となって発行していることが多く、希望すれば薬局などでもらえます。

副作用と相互作用

本来目的とする治療効果以外にあらわれてしまう薬の作用を副作用といいます。複数の薬の作用が互いに影響し合い、作用が強まったり弱まったりすることを相互作用といいます。

薬を服用するときの注意

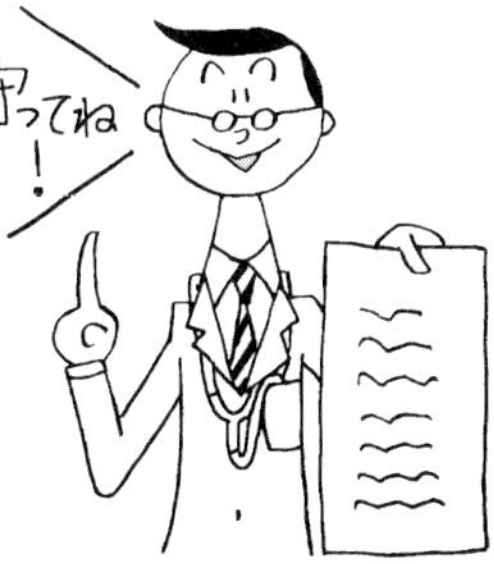

用量・用法など医師の指示を守る

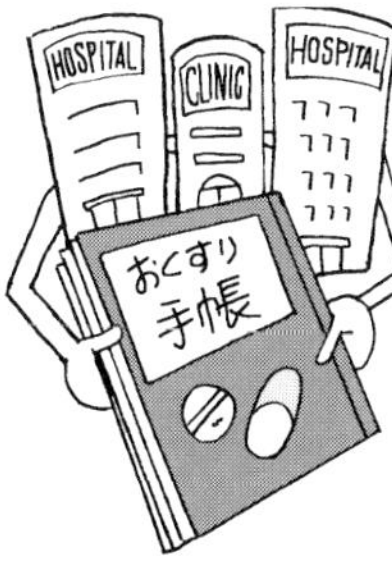

複数の医師・医療機関から薬をもらうときは、「おくすり手帳」を提示するなどして、薬の使用歴を報告する

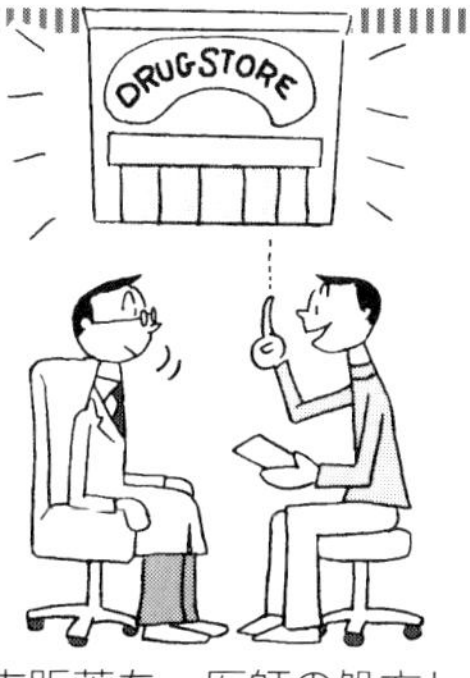

市販薬を、医師の処方した薬といっしょに使いたいときは医師に相談する

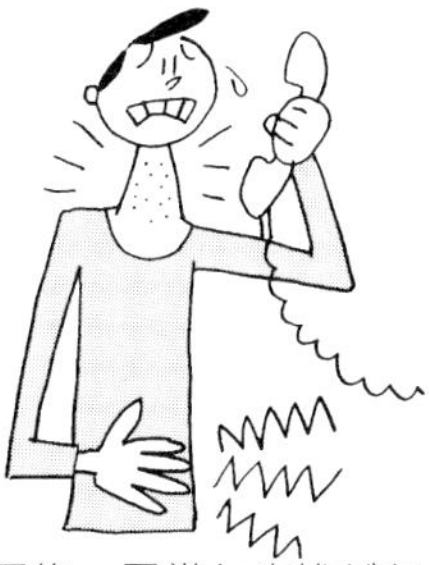

服用後、異常な症状があらわれたときは副作用が疑われるので、すぐに服用をやめて医師に相談する

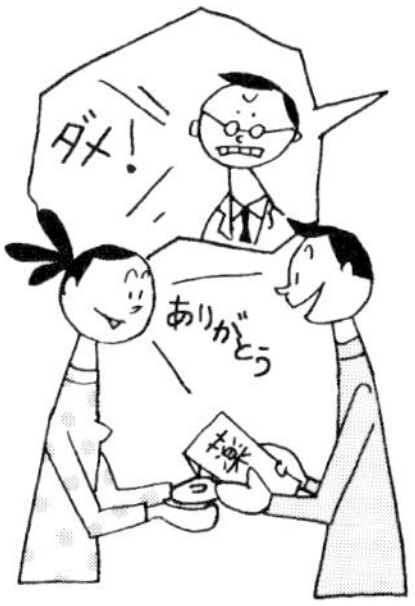

他人に薬を勝手にあげたり、他人の薬をもらったりしない

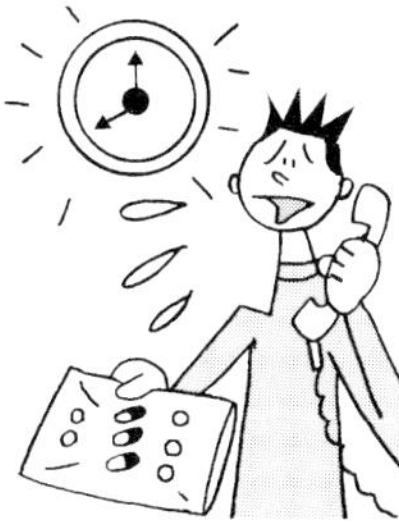

決められた時間に飲み忘れても複数回分をまとめて飲んだりしない。（そんなときどうすればよいか前もって医師に確認しておくとよい）

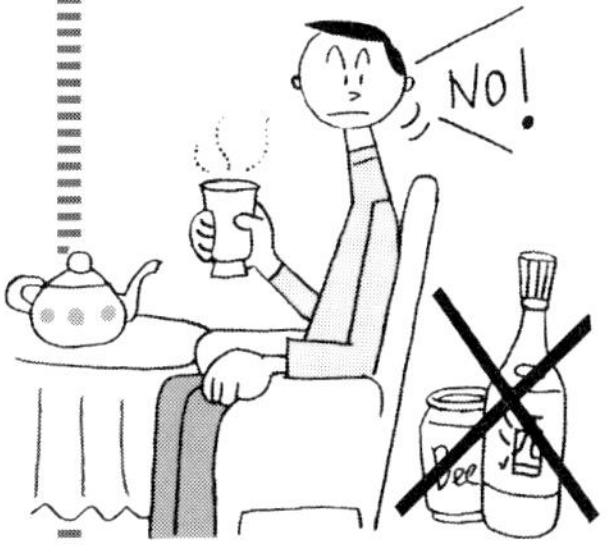

服用中、お酒は控える

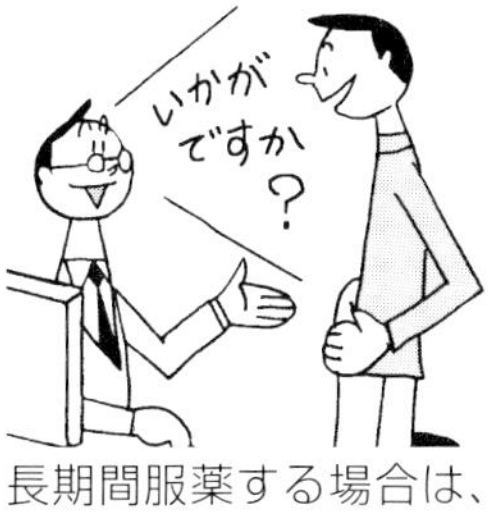

長期間服薬する場合は、定期的な受診を欠かさない

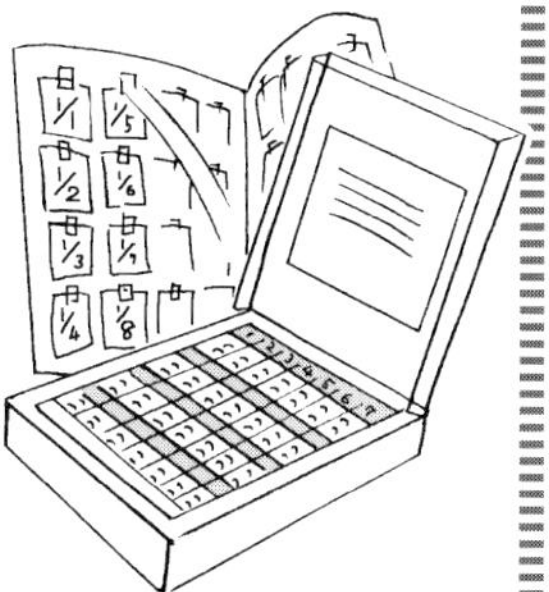

複数の薬を服用するときは飲み間違いのないよう保管方法に工夫を

医師との連携と全身の健康管理

異常時の対応と手続きを知っておく

大腸の手術後は、まれに腸の癒着《ゆちゃく》やねじれなどの異常が起こることがあります。こうした異常が、退院後しばらくたってからみられることもあります。

腹部の激しい痛みや吐き気など、腸閉《へい》塞《そく》の症状があらわれた場合は大至急、受診してください。それ以外の場合でも、急に体調不良があらわれたときなどは、すみやかに受診します。

緊急の場合に備えて、診察券や健康保険証、おくすり手帳などは、いつもわかりやすい場所に保管しておきましょう。病院などの緊急連絡先や主治医の名前をメモし、自宅の電話のそばなど、家族にもわかりやすいところに貼っておくとよいでしょう。

別の病気で医療行為を受けるときは

大腸がんの手術を受けた病院が自宅から遠く、ふだんは別の病院にかかっている人は、その病院の医師に手術後の経過を含めた病状報告をしておきましょう。大腸がんの手術を受けた病院で、あらかじめ診療情報提供書などをもらっておけば安心です。

大腸がん以外の病気で医療行為を受けるときも、念のため大腸がんの手術を受けたことを報告してください。いつごろ、どのような手術を受けたか、その後の服薬や追加治療などについても報告してお

MEMO

診療情報提供書とは

個々の患者さんの現在までの症状や診断・治療内容などを、他の医師がみてもわかるよう、医師によって書面にあらわされたものです。一般には紹介状と呼ばれます。発行にあたっては診療情報提供料という費用がかかります。診療情報提供料は診察費などに加えて診療費として請求され、健康保険が適用されます。

くとよいでしょう。病歴の把握が、別の病気の診断に役立つこともあります。

定期受診を利用して上手に健康管理

退院後の通院や定期検診は、その後の健康管理の重要なポイントです。

がんの手術後、少なくとも五年程度は定期検診を受けてください。左に通院のモデルケースを示しました。このように、通院日・検査日をめざして「もう少し長時間歩けるようになっておこう」などと体力回復の目標を設定したり、「気になることはこのとき聞こう」などと医師への相談ごとを整理しておくと、健康管理もしやすくなります。

通院のモデルケース

（健康管理目標の例）

退院

▼

退院から約2週間後 手術の傷や症状を診察

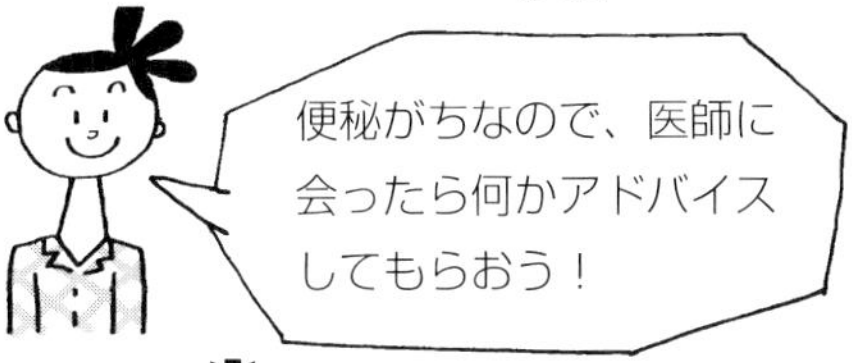
便秘がちなので、医師に会ったら何かアドバイスしてもらおう！

▼

約1か月後 症状の診察と血液検査やCT検査など

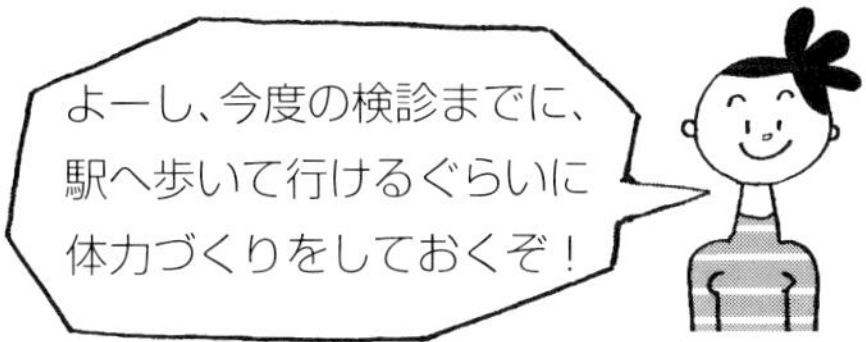
よーし、今度の検診までに、駅へ歩いて行けるぐらいに体力づくりをしておくぞ！

▼

約3か月後 血液検査やCT検査などの定期検診

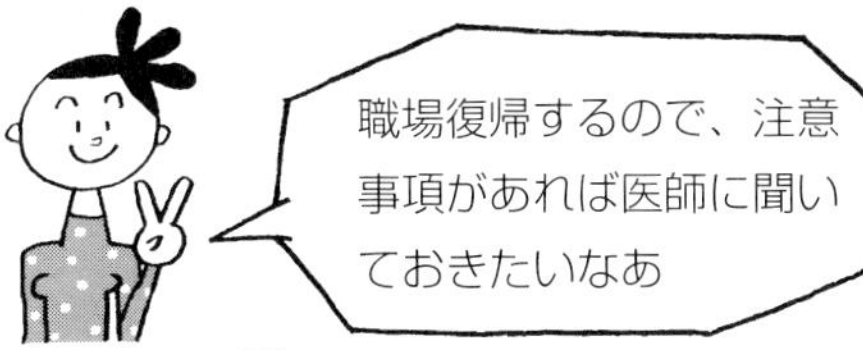
職場復帰するので、注意事項があれば医師に聞いておきたいなあ

▼

約1年後 定期検診を継続。具体的な内容は第5章を参照

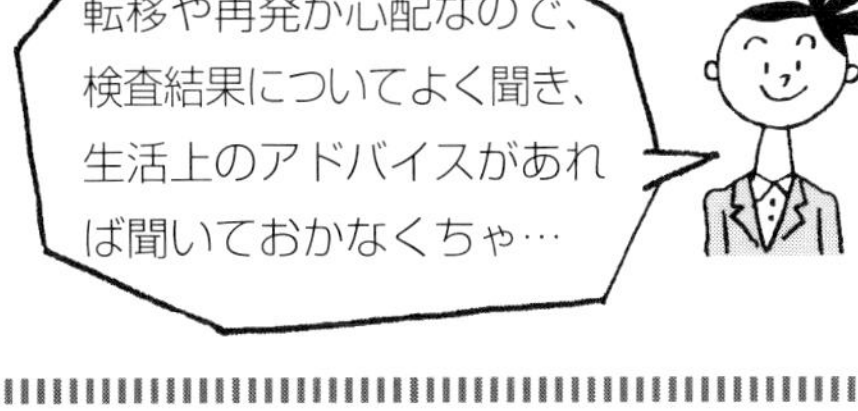
転移や再発が心配なので、検査結果についてよく聞き、生活上のアドバイスがあれば聞いておかなくちゃ…

月に一度は体重を測定し自己管理に役立てる

手術後は食事量が減るので、体重も減少するのがふつうです。退院後に食べられる量が増えていけば、体重も元どおりになります。病院で定期的な検査を受けるほか、自分でも体重を計って術後の健康管理に努めましょう。

しかし、あまり神経質にならないでください。体重は一日のうちでも変動があるのがふつうです。昨日減っていたと思っても、数日後には増えていたりします。一週間ごと、一か月ごとといった間隔で大まかにチェックし、少しずつ体重が戻っていれば問題ありません。毎日の体重の増減に一喜一憂しすぎないようにしましょう。もともと太り気味だった人は、エネルギー量を低くおさえた栄養バランスのよい食事を工夫し、現在の体重を維持するよう心がけます。

健康管理の工夫

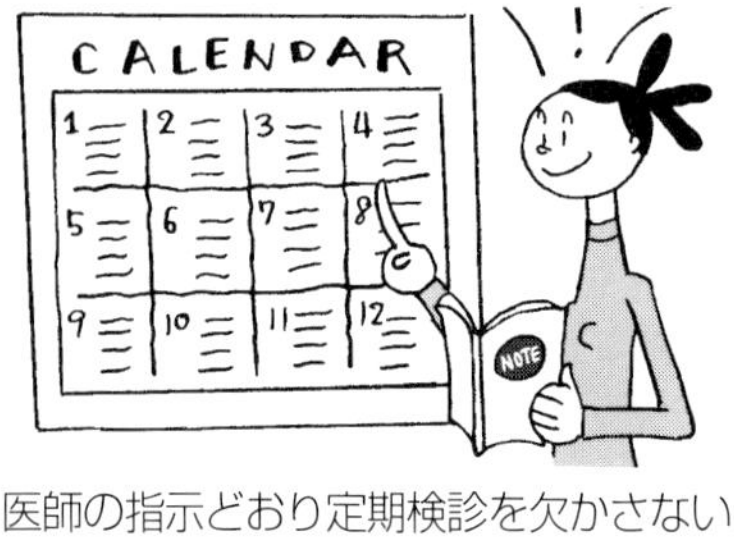

医師の指示どおり定期検診を欠かさない

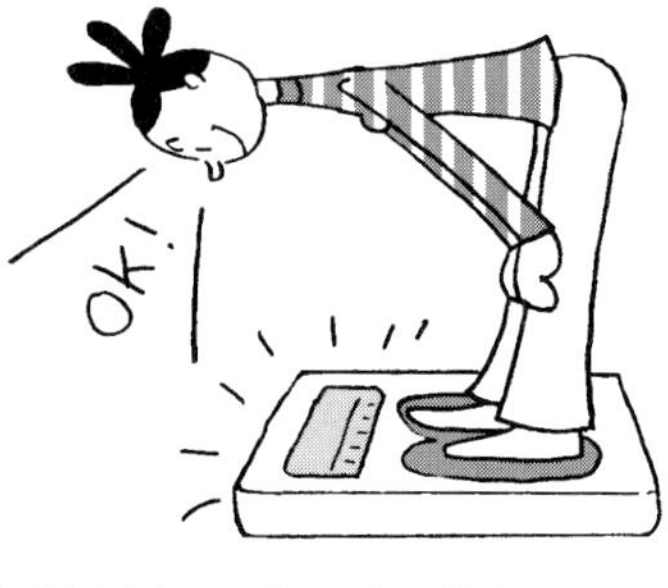

体重を測定し、ときどき増減をチェック

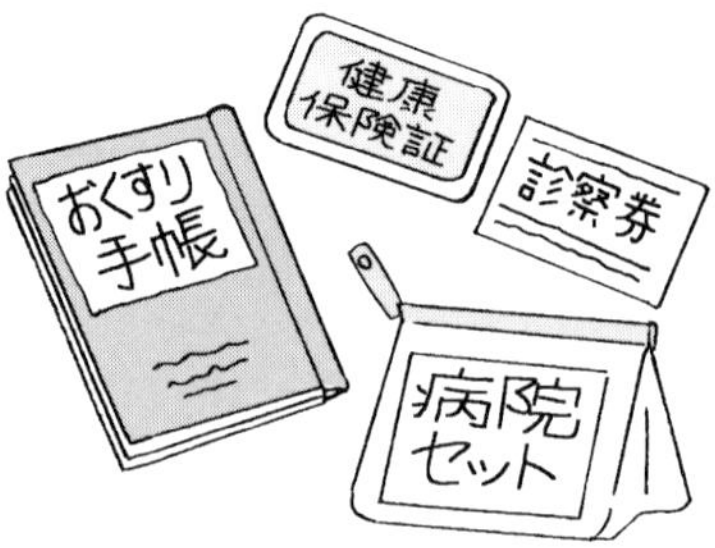

診察券・健康保険証・おくすり手帳はいつもセットにしておく

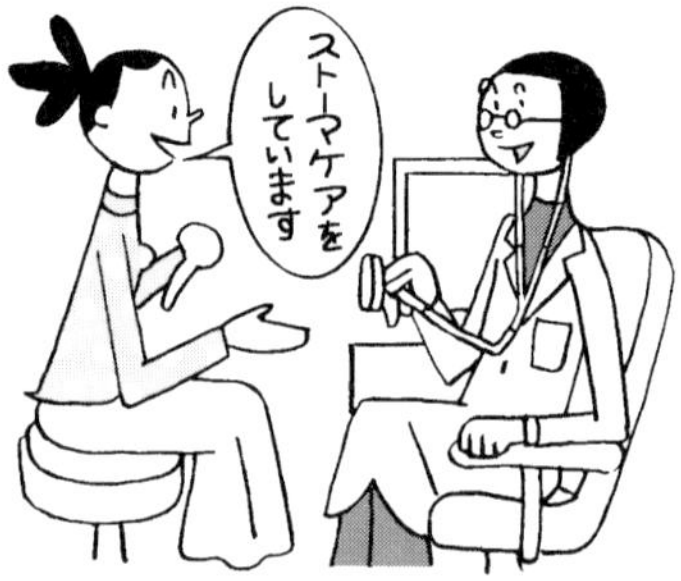

ほかの病気で受診するときも大腸がん治療の経過を報告

退院後の全身管理はかかりつけ医のもとで

●増えている専門病院との連携

かぜをひいたときやちょっと具合が悪いときなどに受診を決めている病院・医師を「かかりつけ病院」「かかりつけ医」といいます。

最近は、このかかりつけ医と、他の専門病院が連携して治療にあたるケースが増えています。たとえば、近所のかかりつけ医のアドバイスで検査を受け、病気が見つかって、ほかの専門病院を紹介されたという人も少なくないでしょう。また、手術は設備の充実した大きな病院で受け、術後三か月ほどしたら、ふだんのかかりつけ医のところで受診するという人もいます。

最新の設備や技術を備えた病院は数に限りがあるので、今後はそのような受診パターンがますます増えることが予想されます。これを受けて、厚生労働省の指導のもと、病院間・医師間の連携を強めるしくみづくりも行なわれつつあります。

●通いやすいかかりつけ医を探そう

かかりつけ医はふだんの患者さんの様子を知っているので、全身の健康管理を相談するうえで頼りになります。大腸がん以外の病気についても相談しやすいので安心です。

まだかかりつけの病院・医師がない人は、自宅や職場から通いやすい場所で探してみてください。

かかりつけ医との連携のしくみ

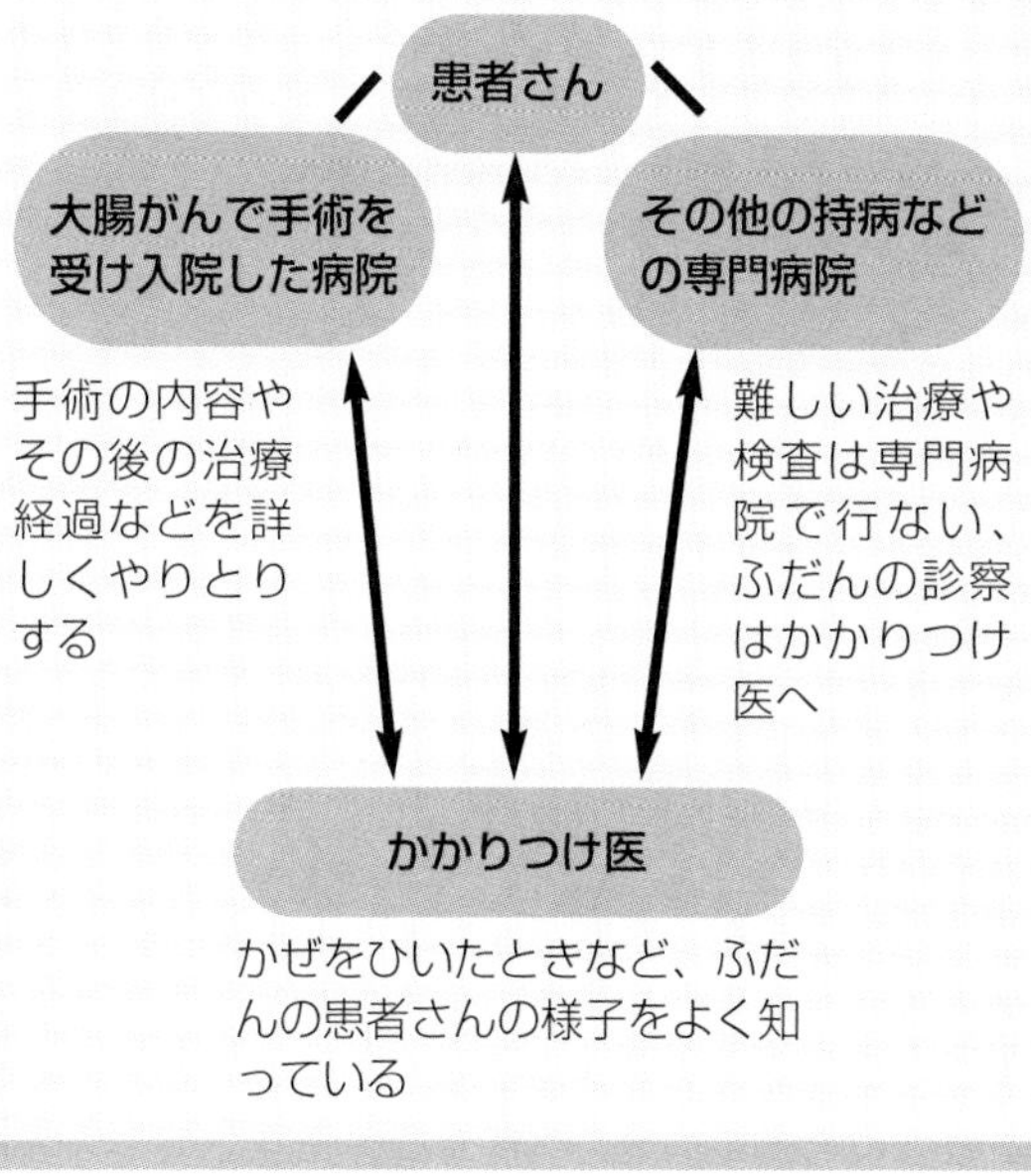
患者さん
大腸がんで手術を受け入院した病院
その他の持病などの専門病院
手術の内容やその後の治療経過などを詳しくやりとりする
難しい治療や検査は専門病院で行ない、ふだんの診察はかかりつけ医へ
かかりつけ医
かぜをひいたときなど、ふだんの患者さんの様子をよく知っている

退院後の生活を支える家族の役割

退院後の患者さんに家族はどう接するか

患者さんが退院してきたら、家族はできるだけさりげなく、ふだんどおりに接してください。体力がいちじるしく低下しているのでなければ、患者さん自身の身のまわりのことはできるだけ本人にまかせましょう。そのほうが、ずっと回復が早まります。

退院時に、患者さんに対しても家族に対しても、病院側から生活面の注意などの説明が行なわれます。

さしあたって心配されるのは食事と排泄の問題ですが、「食事は消化のよいものを食べさせる」「排泄の状態が以前と違うことを理解する」などの基本を理解したら、あとは大らかにかまえることも大切です。

協力は大切だが気負いすぎないこと

自宅療養では家族の協力とともに、患者さん自身の自己管理も大切です。お互いに甘えすぎたり甘やかしすぎたりしない、良好な関係をつくりましょう。

仕事をもっている家族は、無理のない範囲で患者さんをサポートしてください。食事についても、つくりおきしたおかゆを電子レンジであたためるなど、患者さんが自分でできることは積極的にやってもらいます。協力が大切といっても、家族が気負いすぎる必要はありません。肩の力を抜きましょう。

POINT

ストーマケアについて

人工肛門《こうもん》（ストーマ）の造設術を受けた患者さんの場合、ストーマに関する詳しい説明と生活上の注意点などを家族にも話す機会がもうけられます。ストーマケアについては患者さん本人だけでなく家族も指導を受けることが一般的なので、家族は積極的に参加して理解することが大切です。

何らかの理由で患者さん本人がうまくできないときでも、手伝える家族がいれば安心です。

受診を休みがちなら家族が声かけを

大腸がんの手術後は、少なくとも五年間は定期検査を受けることが望まれます。体調が回復し排便も安定してくると、患者さんはついつい「もう大丈夫だ」と安心して、受診を忘れてしまうことがあるかもしれません。そんなときは、家族が積極的に声をかけ、受診を忘れることがないように配慮しましょう。家族全員がよく目にするカレンダーに、受診日のしるしをつけておくのもよい方法です。

定期検査は、再発や転移があったときの早期発見・早期治療につながります。それを家族が理解し、本人が欠かさず受診できるように協力することが大切です。患者さんが、再発や転移の不安から病院へ行くのをいやがり、精神状態が不安定になっている場合は医師に連絡し、家族が受診に付き添ってください。

患者さんを迎える家族の心がまえ

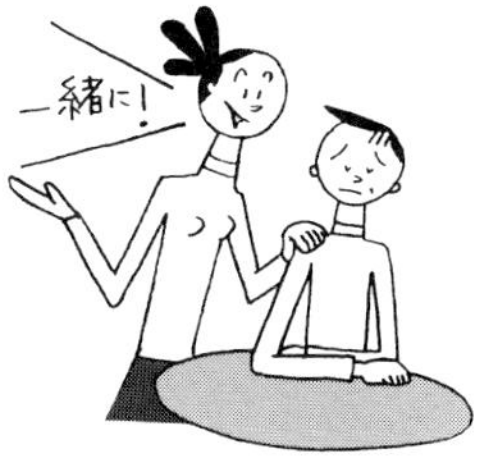

患者さんの精神面の不安が強い場合は相談にのり、受診に付き添う

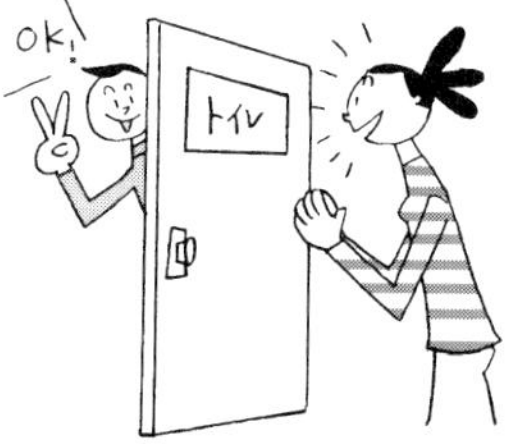

患者さん自身ができることは自分でしてもらい、家族は協力する立場で

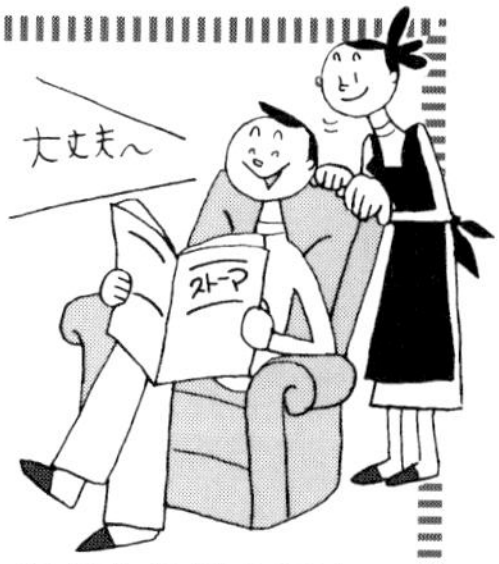

食事や排泄の基本を押さえたら、あとは大らかにかまえる

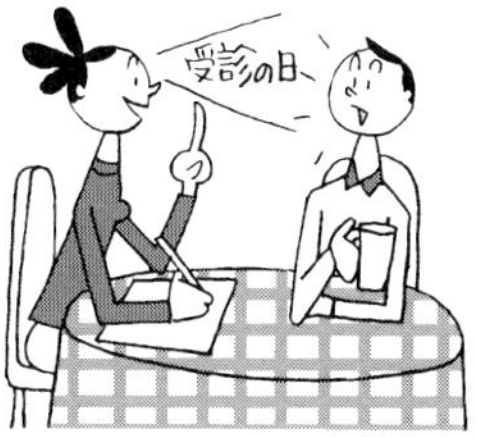

受診忘れがないよう声をかけるのも家族の役目

患者さんの意見を聞きながら「この食品はこれぐらい煮たら大丈夫」「この食品は今は控えよう」など臨機応変に

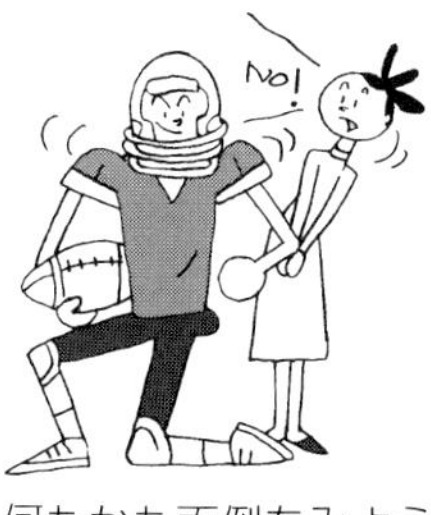

何もかも面倒をみようと気負いすぎない。肩の力を抜こう

在宅介護には公的サービスの活用も

退院後に在宅介護が必要な場合は、公的サービスを利用する方法もあります。

公的制度のうち、六五歳以上の高齢の人は、介護保険制度が利用できます。この制度では、市区町村の役所に介護保険の利用申請を行ない、介護が必要だと認定されれば、訪問看護や家事援助、福祉機器レンタルなど、さまざまな介護サービスの利用料に介護保険給付が受けられれます。これにより、支払う利用料は実際の金額の一割ですみます。申請から認定・介護サービスの利用までに一か月以上時間がかかりますが、長期的療養が必要ならこの制度はとても役立ちます。

ほかに、身体障害者手帳の交付を受けている人（↓P72）は、その規定に応じて福祉サービスを受けられる場合があるので、確認してみるとよいでしょう。

在宅医療行為が必要なときは

手術後の容体によっては在宅医療行為が必要なこともあります。実際に家庭で行なわれることが多いのは、左ページの図のような医療行為です。一見すると、大腸がんの手術後の症状とは無関係に見えますが、高齢の患者さんや合併症がある場合には、必要なことがあります。

これらは本来は医師や看護師が行なう処置ですが、家族には在宅医療行為の一部が認められています。必要な場合は必ず医師や看護師の指導を受け、よく理解して行ないましょう。機器の扱いなどわからないことがあれば積極的に医師や看護師に相談し、緊急の場合にはすぐに連絡が取れるようにすることも大切です。

患者さんが洗腸排便法（↓P59）を行なっている場合は、家族もその方法をよく知っておく必要があります。

MEMO

介護保険制度と要介護認定について

介護保険は介護が必要な人とその家族を社会全体で支援する制度で、四〇歳以上の国民すべてが加入する社会保険です。運営主体は市町村と特別区で、財源は国と都道府県、市区町村の公費から五割が充当され、残り五割は加入者が納める保険料でまかなわれます。利用を申請すると、介護の必要度の判定が行なわれます。要介護（五段階）や要支援と認定されれば、その認定度に応じ、保険適用される介護サービスの利用限度額が決定されます。

在宅介護サービスのいろいろ（介護保険制度を利用する場合の例）

訪問介護	ホームヘルパーが訪問、身体介護や家事を援助
訪問入浴介護	浴槽を積んだ車が自宅を訪問、寝たきりでも入浴が可能
訪問看護	看護師などが訪問、医師の指示のもと病状を観察、看護
訪問リハビリテーション	理学療法士などが訪問、医師の指示のもとで機能回復訓練
居宅療養管理指導	医師などが訪問し、療養を指導。通院が困難な人が対象
通所介護	日帰りで介護施設に通って介護を受ける（デイサービス）
通所リハビリテーション	日帰りで医療施設や老人保健施設などに通う（デイケア）
短期入所生活介護	在宅が一時的に困難な場合に宿泊（ショートステイ）
短期入所療養介護	ショートステイに医療的なケアが備わっているもの
福祉用具貸与	車椅子や背もたれ調節つきベッドなどの福祉用具を貸与
特定福祉用具販売	ポータブルトイレなどトイレ用品の購入費用を援助
住宅改修への補助	在宅療養・介護に適した住宅に改修する費用を援助

※サービスを受ける場合の保険適用額は、要介護度ごとに限度額が定められている

在宅医療行為のいろいろ

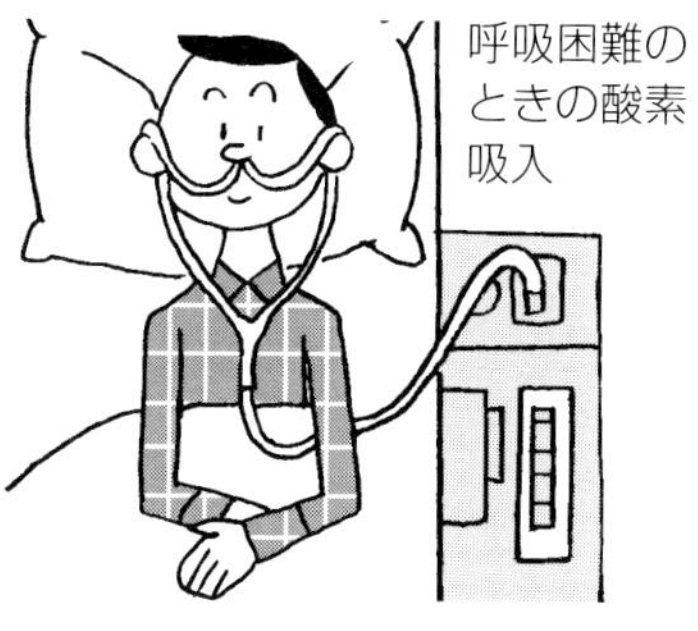
呼吸困難のときの酸素吸入

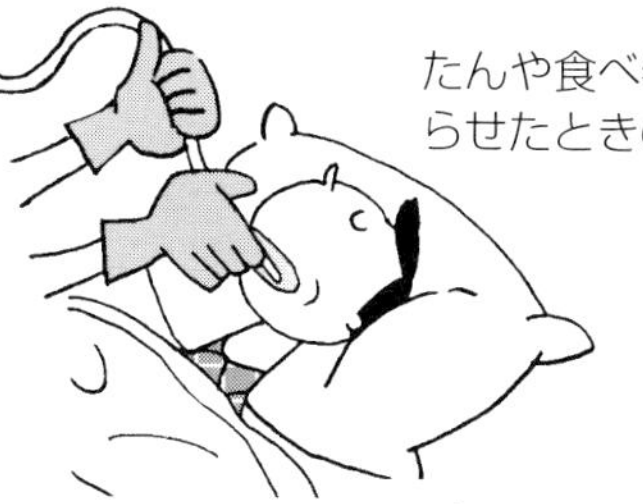
たんや食べ物をつまらせたときの吸引

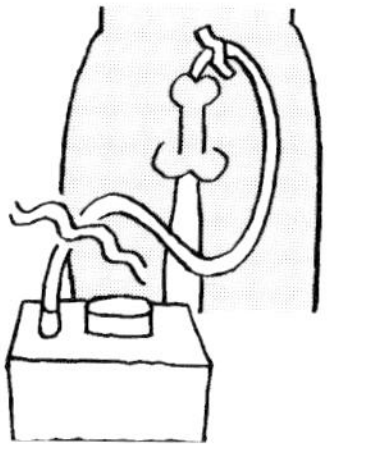
排尿困難があるときの導尿

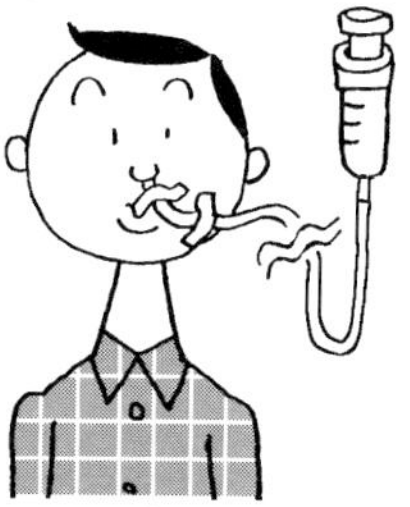
口から食事がとれなくなった場合の経管栄養

家族は、必要に応じ図のような在宅医療行為を行なうことが認められている。必ず医師や看護師の指導を受けてから実施する

身近な医療福祉サービスを上手に活用するために

●たよりになる医療ソーシャルワーカー

退院後に自宅で療養するための準備や、社会福祉の援助を受けたいときなどにわからないことがあるときは、ソーシャルワーカーに相談するとよいでしょう。医療ソーシャルワーカー（ＭＳＷ＝メディカルソーシャルワーカー、または医療ケースワーカーともいう）は、病気で治療・療養中の患者さんとその家族が抱えるさまざまな問題の相談を受ける専門スタッフです。

たとえば、医療費の負担が大きいときは、それを軽減するさまざまな社会保障制度や生活保護などについて、具体的な手続きの方法まで相談にのってくれます。がんの積極的な治療をやめて緩和治療に切り換えたい場合には、ホスピスなど転院先についてもアドバイスが受けられます。また、心理的な問題、悩みなどにも耳を傾けてくれます。

病気の治療・療養に関する問題であれば、患者さん本人はもちろん、家族が相談に出向いてもかまいません。総合病院などでは、「医療相談室」と呼ばれる部屋に医療ソーシャルワーカーが常駐しているところが増えています。ただし、一つの病院あたりの人数は少ないのが実情です。相談を希望する場合は、予約が必要なことが多いようです。病院に医療ソーシャルワーカーが常駐していない場合は、最寄りの保健所や福祉事務所などに問い合わせると、紹介してもらえます。

●介護の相談はケアマネージャーに

在宅ケアを受ける場合は、訪問看護師やホームヘルパーなどがふだんの療養を支えてくれます。介護保険（→P112）を利用する場合は、これにケアマネージャー（介護支援専門員）の支援が加わります。ケアマネージャーは総合的なケア計画づくりを手伝い、各種介護サービスの利用についてアドバイスをしてくれる頼りになる存在です。

これら専門スタッフに積極的に話を聞き、身近な医療福祉サービスを上手に利用しましょう。

第5章

再発・転移への備えと治療法

再発・転移はなぜ起こるのか

約一七％に再発 早期発見で適切な治療を

大腸がんは、ほかのがんと比べると再発や転移はあまり多くはありません。再発は大腸がん全体の約一七％にみられ、そのうちの約八〇％は、手術後三年以内に見つかっています。

再発が一つ（場合によっては二つ）の臓器に限られ、その再発がんを早期に切除できれば生存率も高く、ほかのがんよりは不安が少ないといわれています。

心配のしすぎはストレスになります。大切なのは、もし再発しても早期発見・治療ができるよう、術後五年間はきちんと定期検査を受けることです（→P126）。

がん細胞は血流に乗って離れた臓器にも及ぶ

がん細胞は正常な細胞と異なり、自然なサイクルで新しい細胞と入れ替わったりせず、増殖を続けます。このような性質が、がんの再発や転移を引き起こします。

がんの最初の発生場所を「原発巣」といいますが、がん細胞はその原発巣の周囲組織にじわじわとしみ込むよう広がる「浸潤《しんじゅん》」を起こして増殖します。これに対し大腸がん手術では、がんの原発巣と、がんが広がっている周辺組織および所属のリンパ節（領域リンパ節）を切除します。しかし、手術の時点で見つかっていなかったがんや、取りきれなかったがん、その後に新しくできたがんがあると、再び増殖を続けます。それが検査で確認されるのが「再発」です。

増殖したがん細胞はやがて、血液やリンパ液に混じり、血管やリンパ管を通じて体内のほかの場所へ運ばれて病巣をつくる「転移」を起こします。がん細胞が血液に乗って移動する場合を「血行性転移」、リンパ液に乗って移動する場合を「リンパ行性転移」といい、がんが播《ま》き散らされたように広がる場合を「播種《はしゅ》性転移」といいます。

大腸がんの広がり方

リンパ行性転移

がん細胞がリンパ液に乗り、体内のリンパ管を通じてリンパ管の中継地点であるリンパ節へ至り、増殖する。原発巣の大腸から遠いリンパ節に転移することもある

血行性転移

がん細胞が血液に乗り、腸壁の中の細い静脈を通じてほかの臓器へ転移する。血液は門脈という血管を介して肝臓に集まるので、肝転移が多くみられる

遠隔転移

血液やリンパ液によってがん細胞が遠く離れた臓器に運ばれる。肝転移、肺転移、脳転移、骨転移、腹膜播種、胸膜播種など

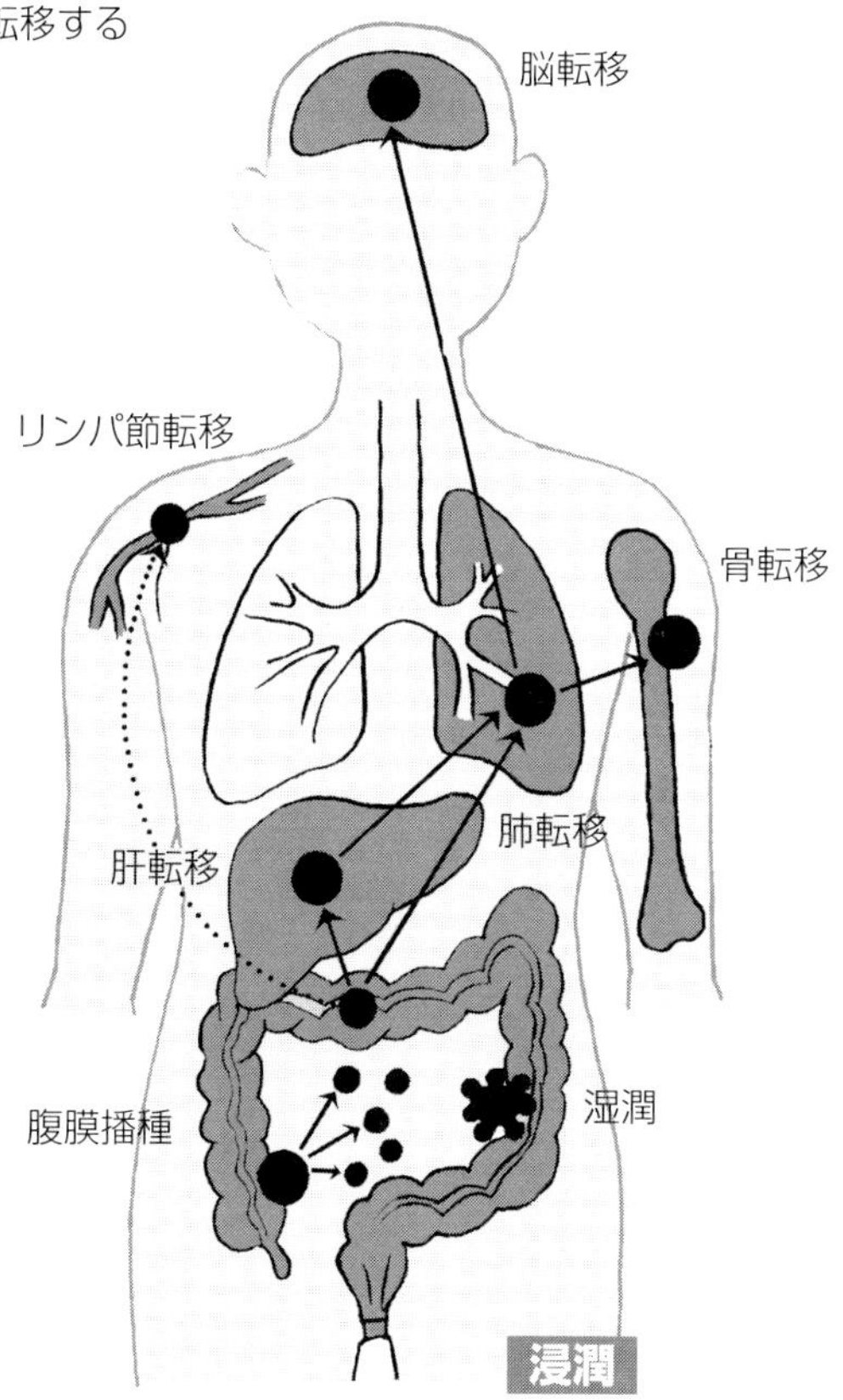

大腸の局所再発

最初にがんが発生した周辺に再びがんが見つかる

浸潤

がん細胞が増殖し、じわじわと広がる。腸壁の粘膜表皮から奥の筋層へしみ込み、進行するとやがて腸壁を突き破って周辺臓器へ転移する

播種（播種性転移）

がん細胞が播き散らされるように広がる。腹膜や胸などの表面に転移し、腹部全体に広がると「がん性腹膜炎」を引き起こす

大腸がんの再発・転移には局所再発と遠隔転移がある

大腸がんの再発・転移は、次のように大きく分けられます。

局所再発　大腸およびその周辺に再びがんが発生するもので、おもに直腸がんにみられます。手術でつなぎ合わせた部分（吻合部《ふんごう》）の周辺や骨盤内などにがんが発生し、浸潤《しんじゅん》して広がります。

遠隔転移　がん細胞が血液やリンパ液で運ばれ、大腸から遠く離れた場所にがんが発生します。腸管内の静脈の血液が門脈を介して集まってくる肝臓に最も多く転移がみられます（肝転移）。

進行すると、がんが腹膜に散らばる腹膜播種《はしゅ》や、リンパ節転移や肺転移、脳、骨などへの転移がみられることがあります。

がんの原発巣から遠く離れたリンパ節に転移することは、遠隔リンパ節転移（または遠隔リンパ節再発）といいます。

結腸がんと直腸がんでは再発のパターンが異なる

前述のとおり局所再発は結腸がんよりも直腸がんに多くみられますが、その理由は、腸管の長さや体内の位置に関係しています。

結腸は直腸に比べて長く、おなかの中では腸間膜に吊るされて、比較的ゆったりした空間にあります。そのため切除手術も行ないやすく、がんのできている腸管を含む周辺組織を広範囲に、比較的容易に切除することができます。それだけ、がんを完全に切除しやすいといえます。

したがって、結腸がんの再発は直腸がんより少なく、局所再発はわずかで、肝転移などの遠隔転移のほうに多い傾向があります。

一方、直腸は結腸よりだいぶ短く、かたい骨盤に囲まれているうえ、骨盤内臓器やその臓器の機能にかかわる神経などと隣接しています。そのため手術では、がんのできている部分とその周辺組織を完全に切除することが難しいケースもあります。

その結果、手術後にがん細胞が直腸周辺に残ってしまうこともあり、結腸がんに比べると局所再発が多くなる傾向があります。

再発の多くは三〜五年以内に起こる

がんの再発はほとんどが手術から五年以内に起こっています。

大腸がんの場合は、前述のとお

り大腸がん全体の一七％に再発がみられますが、このうち約八〇％以上は、術後三年以内に再発の診断を受けています。約九五％は、再発の診断を受けた時期が術後五年以内でした。

　つまり、大腸がんが再発するとしたら、そのほとんどが術後三〜五年以内に診断されるのです。早期発見・治療には、この期間の定期検査がとても重要です。五年以上再発が診断されなければ、治癒したとみなすことができます。

　大腸がんで最も再発しやすい臓器は肝臓です。その次に多いのが結腸がんの場合は肺への転移で、直腸がんの場合は局所再発（直腸周辺）となっています。

　ただし、離れた臓器への転移であっても、きちんと検査を受けていれば、早期発見が可能です。

再発の起こりやすい時期・臓器

再発の起こりやすい時期

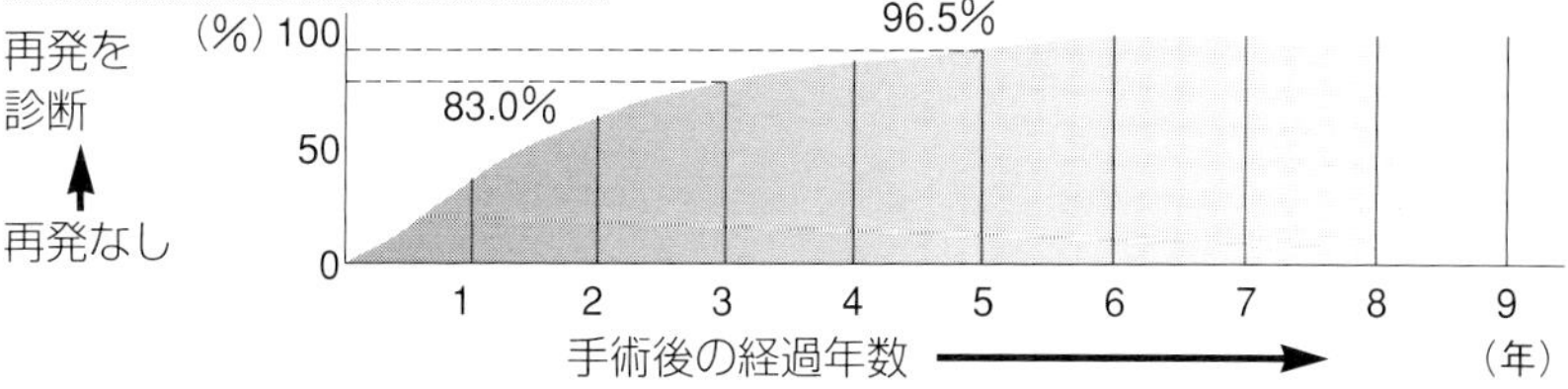
再発を診断
再発なし
(%)
100
50
0
96.5%
83.0%
1
2
3
4
5
6
7
8
9
手術後の経過年数
(年)

再発の起こりやすい臓器

大腸全体でみると再発率は17.0%

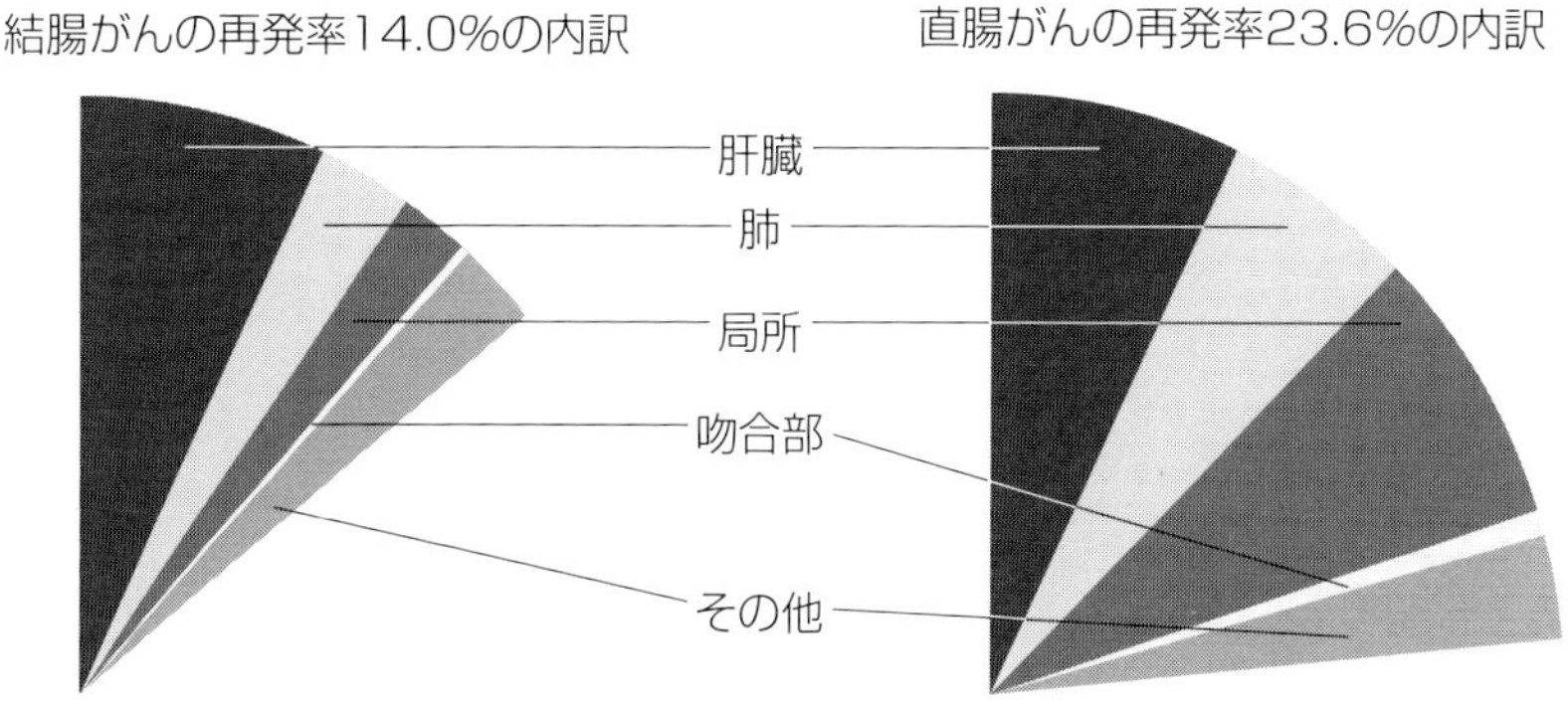
結腸がんの再発率14.0%の内訳
直腸がんの再発率23.6%の内訳
肝臓
肺
局所
吻合部
その他

参考資料：「大腸癌研究会プロジェクト研究1991〜1996年症例」（大腸癌治療ガイドラインより）

進行度によって再発・転移の頻度が異なる

再発や転移の起こりやすさは、がんの進行度で異なります。

大腸がんの進行度は、がんが腸管粘膜の表面からどの程度まで深部に達しているかで0～Ⅳ期（ステージ0～Ⅳ）に分けられます。

0期～Ⅰ期の粘膜下層にとどまるがんを「早期がん」、固有筋層より深部に達するがんや転移のあるがんを「進行がん」といいます。早期がんでも一〇％程度にリンパ節への転移がみられます。そのような場合は、早期がんでもⅢ期に分類されます。

がんが粘膜内部にとどまっている0期では、内視鏡治療や腹腔《くう》鏡手術、開腹手術など、どのような治療・手術方法でも、完全にがんとその周囲を切除できていれば、再発はほとんどありません。

ところが、がんが粘膜下層に達しているⅠ期ではおよそ一・五％に再発がみられるというデータがあります。同じⅠ期でも、がんが固有筋層にまで達していると、再発率は六・五％と高くなります。

がんが筋層よりもっと深部へ達していると、リンパ節への転移がなくても、再発率は一三％と、さらに高くなります。リンパ節に転移している場合には、再発率が三〇％にもなります。

進行度が低ければ再発の可能性も低い

目に見えるがんを手術で取り除いても、すでに他の臓器に目に見えない微小転移が起こっていることもあります。このようながんを見つけることは非常に難しく、わずかでもがん細胞が残っていれば、再発する可能性があります。

がんの進行度が高いほど再発の可能性は高くなりますが、逆にいえば、がんの進行度が低いほど再発の可能性も低くなるということです。がんを早期発見し、あまり進行しないうちに手術を受けたのであれば、過剰に心配しないほうが心身の健康にはよいでしょう。

再発の可能性が高い場合でも、抗がん剤などの術後補助療法（→P34）によって再発が抑えられることがあります。再発した場合の治療法も日々進歩しているので、生存率や治癒率が以前に比べて向上しています。

このようなことからも、手術後は再発の早期発見のための定期検診がいかに大切かがわかります。

大腸がんの進行度と再発率

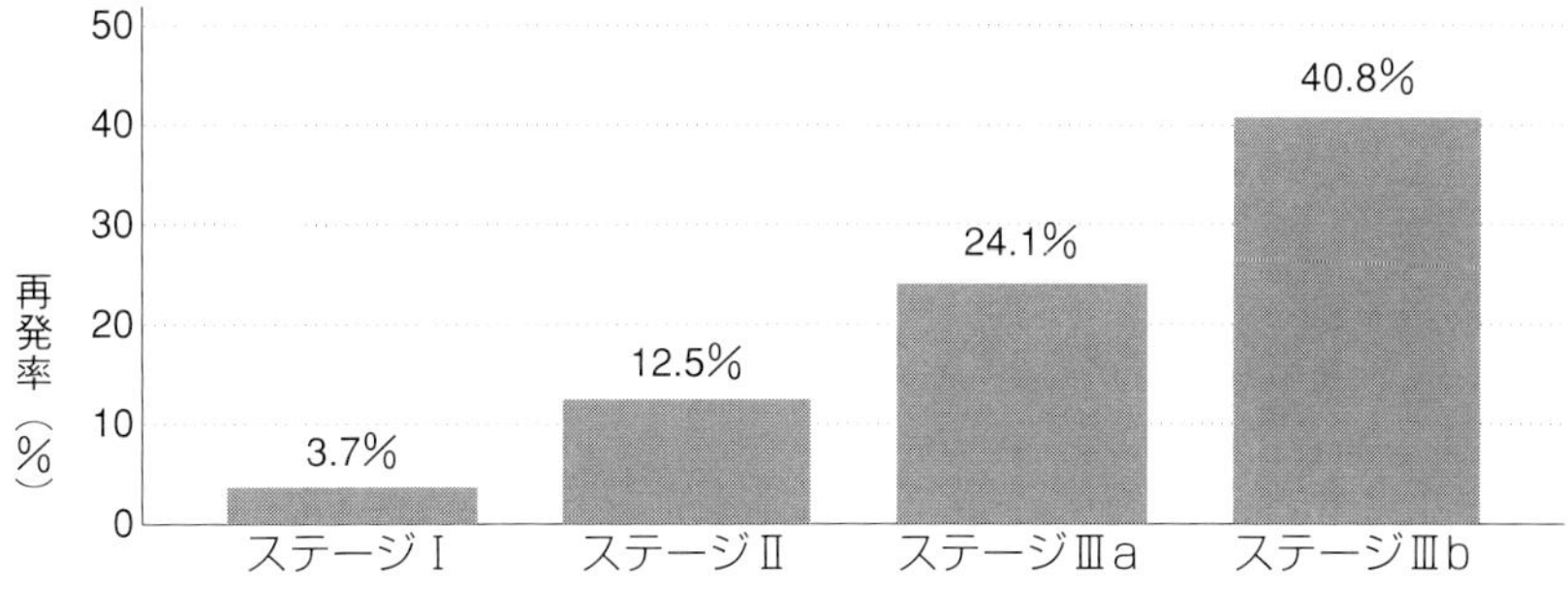
50
40
30
20
10
0
再発率（%）
3.7%
12.5%
24.1%
40.8%
ステージⅠ
ステージⅡ
ステージⅢa
ステージⅢb

参考資料：「大腸癌研究会プロジェクト研究1991～1996年症例」（大腸癌治療ガイドラインより）

大腸がんの進行度の見方

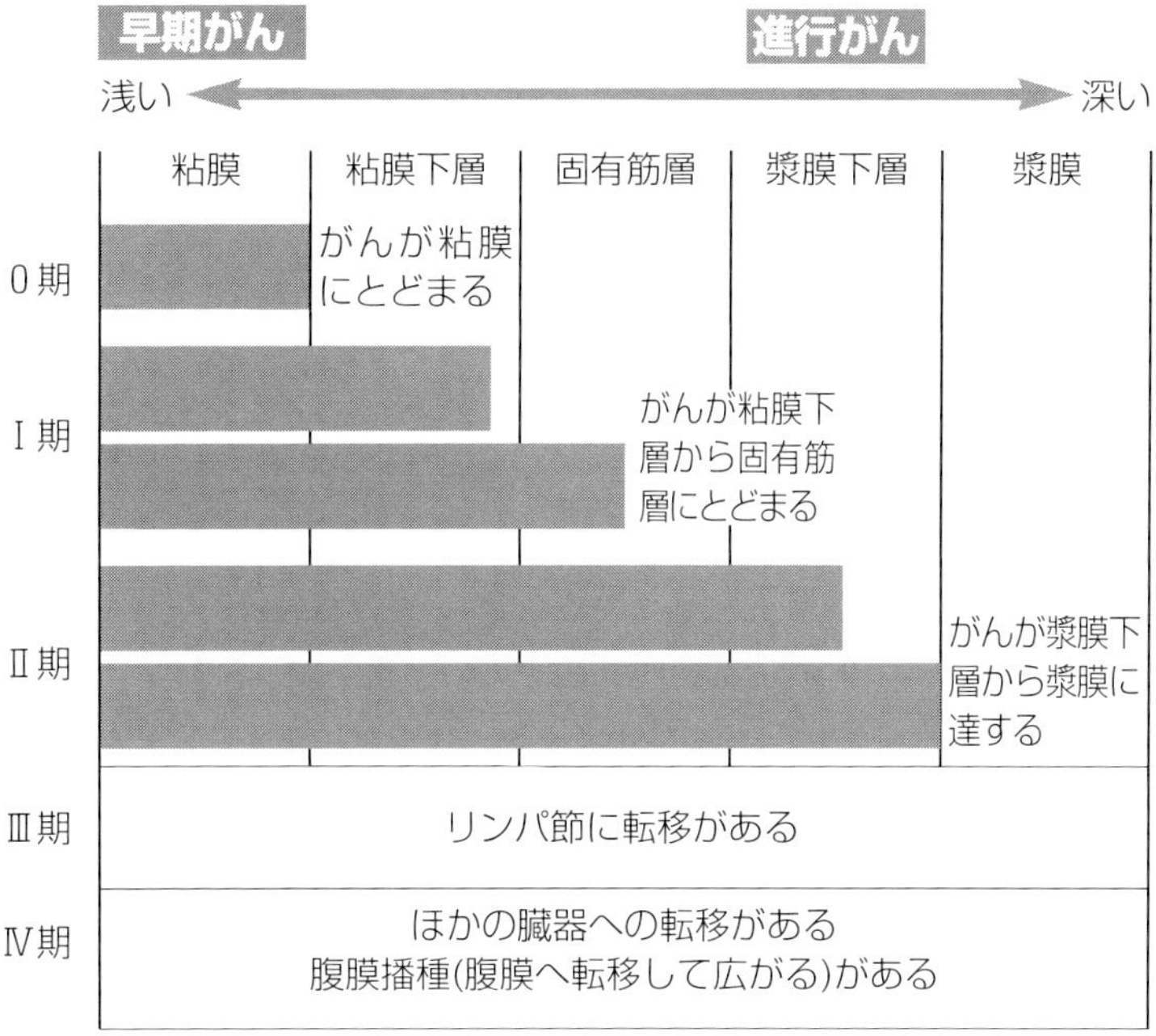
早期がん
進行がん
浅い
深い
粘膜
粘膜下層
固有筋層
漿膜下層
漿膜
0期
がんが粘膜にとどまる
Ⅰ期
がんが粘膜下層から固有筋層にとどまる
Ⅱ期
がんが漿膜下層から漿膜に達する
Ⅲ期
リンパ節に転移がある
Ⅳ期
ほかの臓器への転移がある
腹膜播種(腹膜へ転移して広がる)がある

※0期～Ⅰ期の粘膜下層にとどまるがんを**「早期がん」**という
ただし、転移がある場合は早期がんでもⅢ期以上に分類される
※固有筋層より深くに達するがんを**「進行がん」**という

再発・転移の部位別起こり方と症状

再発・転移をしても無症状のことが多い

再発・転移に気づくきっかけは、何らかの症状がある場合と、そうでない場合があります。

たとえば、肝転移や肺転移があっても、初期にはほとんど症状があらわれることはありません。どんな再発・転移でも、初期には患者さんの自覚症状がないことがほとんどです。

再発に気づくきっかけの多くは、症状でなく、定期検査の画像や血清腫瘍《しゅよう》マーカーの数値などからです。患者さんが痛みや出血などの自覚症状を訴え、それによって再発が発見されたのであれば、残念ながら、がんがかなり進行している可能性が高いでしょう。

しかし、定期検査をしっかりと受けていれば、そのような自覚症状があらわれる前に再発を見つけることができます。

進行すると起こりやすい特徴的な症状とは

からだの部位ごとに、がんの再発・転移の症状は異なります。

局所再発

●目に見えないがんが残存

手術で目に見えるがんを切除しても、目に見えないがんがわずかにでも残っていれば、直腸周辺にがんが再発することがあります。

●血便・下血・痛みがある

直腸がんの局所再発では、進行するとおしりや肛門《こうもん》が痛んだり、血便が出たり、下血が起きたりするのが大きな特徴です。片側の下肢がむくむこともあります。がん病巣が大きくなって周辺の組織を圧迫すると痛みが起こります。臀《でん》部《ぶ》痛や下肢痛のことが多く、直腸周辺にある仙骨《せんこつ》に転移していると、さらに痛みは強くなります。

血便や下血は、がん細胞に粘膜が侵されるために起こるもので、手術前、初めてがんに気づいたとき経験した症状に似ています。手術で腸管を切除し、つなぎ合わせたところ（吻合部《ふんごう》）にがんが再発すると、最初の自覚症状として血便があらわれることが多いようです。さらに進行すると吻合部が狭《きょう》窄《さく》して排便困難になったり、病巣周辺が血行不良になって膿《うみ》がたまることもあります。

肝転移

●再発の中では最も多い

肝転移は、大腸がんの再発で最もよくみられる血行性転移です。

肝臓には、血液中の毒物を無害化したり、栄養分を蓄えたりする働きがあります。栄養分を含む血液は、胃や腸などの消化管から門脈という血管を通って肝臓に集まってきます。このような血液にがん細胞がまじって肝臓に達し、増殖します。

●黄疸があらわれる

肝転移が進行すると、腹水の貯留や両下肢のむくみ、黄疸《おうだん》などの症状があらわれます。黄疸は、皮膚や白目が黄色っぽくなります。

黄疸は、肝臓でつくられた胆汁が十二指腸に流れ出るのを、肝臓や胆管にできたがん病巣が妨げるために起こります。さらに黄疸が進むと、皮膚は黒ずんでカサカサし、尿も紅茶色になります。

がんが非常に進行すると黄疸がさらにひどくなるほか、上腹部のしこりや圧迫感、痛み、肝機能不全などが起きてきます。肝臓が大きくなり、腹壁からふれてわかることもあります。

肺転移

●肝転移の次に多い

肺は、呼吸で取り入れた酸素を全身に送る臓器です。肺の末梢《まっしょう》にある肺胞には、酸素の運搬役をする血液が集まってきます。そのため、肺胞にがん細胞が引っかかって、肝臓の場合と同じように血行性転移が起こりやすくなります。

●せき、たん、呼吸困難も

肺への転移は、最初のうちは自覚症状がありません。

しかし、肺胞にがん病巣ができるため、進行すると、呼吸に関係するさまざまな症状があらわれてきます。たとえば、せきやたんが多くなり、気管の粘膜が侵され、血たんが出ることもあります。

非常に進行してくると、肺転移のがん病巣の増大によって気管支や気管が圧迫され、狭窄《きょうさく》や閉塞《へいそく》が生じます。そのため、息苦しさを感じたり、ゆっくり寝ていることもできなくなります。

骨転移

●骨盤に転移することもある

骨の内部には、骨に栄養を与える動脈や、不要物を運び出す静脈が通っています。そのため骨にも、がん細胞が血流に乗って転移する血行性転移が起こることがあります。大腸がんの骨転移はあまり多くはありませんが、骨盤や脊椎《せきつい》、大腿骨などにみられることがあります。

●疼痛がおもな症状

骨転移が進行した場合には、おもな症状として疼痛《とうつう》があらわれてきます。疼痛とは、ジンジンとうずくような痛みのことで、進行したがんに特有な症状の一つです。

骨転移でこのように痛みを感じるのは、骨を覆っている骨膜《こつまく》や骨髄《こつずい》の入っている髄腔《くう》に痛点（痛みを感じる神経）が多く分布しているためです。さらにひどくなると、がんに侵された骨の組織は破壊されてもろくなり、骨折を起こすこともあります。また逆に、造骨型転移といって、骨の形成が活発化して新しい骨が正常な骨を覆って肥大《ひだい》することもあります。

ただし、大腸がんが骨転移した場合は骨がもろくなるケースがほとんどです。そこで、痛みの緩和や骨折予防のために放射線治療を行なうことが一般的です。

脳転移

●意識障害や頭痛がある

大腸がんの脳転移はあまり多くはありませんが、脳も血流が非常に集中する臓器なので、血行性転移が起こることがあります。発見と同時に治療しないと、生命にかかわります。

進行すると意識障害が起こることがあるほか、頭痛やめまい、吐き気や嘔吐《おうと》、しびれ、運動まひや感覚まひなどがあらわれることがあります。

大腸がんの場合、脳は術後の定期検査で必ず検査が行なわれる臓器ではないため、自覚症状から転移がわかることがほとんどです。症状に気づいたら、緊急にＣＴ検査を受ける必要があります。

腹膜播種

●がんが散らばる

播種《はしゅ》とは、まるで種を播《ま》いたかのようにがん細胞が散らばって広がるタイプの転移で、がんがだいぶ進行した場合に起きてきます。

●腹水でおなかが張る

最初は無症状ですが、進行する

と、おなかの張り（膨満感）、痛みを感じたり、便秘があらわれたりします。おなかが張るのは、腹水がたまってくるからです。これを腹水貯留といいます。

おなかがふくらんでいるので腹水を採取して検査したところ、がん細胞が見つかり、腹膜播種がわかることもあります。腹膜播種が進行すると腸管の圧迫や狭窄《きょうさく》、閉《へい》塞《そく》を引き起こします。

腹水貯留や腸閉塞を起こすと、食事をとれなくなり、衰弱が進むこともあります。

リンパ節転移

●遠隔転移が起こりやすい

リンパ管は大腸壁内に網目状に分布しています。そのため、がんの進行によってがん細胞がリンパ管内に入り込んでしまい、がん細胞はリンパ液にまじって、遠く離れたリンパ節や臓器に運ばれることがあります（遠隔転移→P118）。

リンパ節は、からだのあちこちにはりめぐらされたリンパ管の合流地点です。腹部や足のつけ根（鼠径《そけい》部）、首やわきの下、腕など、全身にあり、病原体などが混じった場合に排除する濾過《ろか》装置の役割をしています。がん細胞も、このリンパ節にせき止められて増殖することがあります。

大腸がんの根治手術では、がんに関連した所属リンパ節が切除されているのがふつうです。一般に、転移が見つかるのは、切除されたリンパ節のなかでもがんの原発巣近くにあったリンパ節です。大腸がんの場合は、腹部大動脈周囲のリンパ節や、足のつけ根にある鼠径リンパ節に転移が見つかることもあります。もっと遠くのリンパ節に転移するケースもなかにはあります。

●痛みやむくみが起こる

おなかの深い場所にある腹部大動脈周囲リンパ節に転移した場合は、がん病巣がしこりになっても表面からふれることはできません。かなり進行したときに病巣が脊髄《せきずい》などを圧迫し、背中の痛みが起こることがあります。

鼠径リンパ節に転移した場合は、進行すると、しこりとしてふれることがあります。また、足からのリンパ液の流れがこのリンパ節に巣食ったがんに妨げられるため、足にリンパ液がたまってむくむことがあります。

首やわきの下などのリンパ節に転移した場合も、進行するとむくみが起こりやすくなります。

再発・転移を発見するには

早期発見には定期検査が欠かせない

　ほかのがんに比べれば再発の少ない大腸がんですが、切除手術後に定期検査を欠かさずに受けることはとても大切です。

　別項でもくり返し述べていますが、大腸がんが再発する場合は術後三〜五年以内に見つかることが最も多いので、少なくともこの期間内は、面倒がらずに定期検査を受けてください。

　無症状のうちに検査で再発を見つけることができれば、がん病巣が小さいうちに早く適切な治療を受けることができ、そのぶん治癒の可能性も高まります。

術後の検査通院は五年が原則

　退院後は、手術の傷の治り具合を医師に確認してもらったり、下痢や便秘などの術後症状の治療を受けたりと、数週間おきに通院するのが一般的です。

　しばらくすると、一か月に一度、あるいは二か月に一度というように、通院間隔もあいてきます。

　少なくとも術後三年間は三〜四か月に一度、三年を過ぎて五年を超えるまでは半年に一度ぐらいの割合で定期検査を受けるように指示されることが多いので、忘れずに検査を受けましょう。

　仕事や学校に復帰すると、通院のため休みをとらなければならないこともあり、だんだん面倒に感じてしまうかもしれません。しかし、もしもの再発に備えるためには、術後五年間は定期検査のために通院するのが原則です。職場や学校に事情を説明し、五年間の定期検査通院を守ってください。

　大腸がんの場合、術後五年以内に検査で再発が見つからなければ完治とみなされます。医師の指示する検査はいったん終了となることが多いのですが、できればその後も半年〜一年に一度は定期検査を受けることが望まれます。

定期検査（検診）のモデルケース

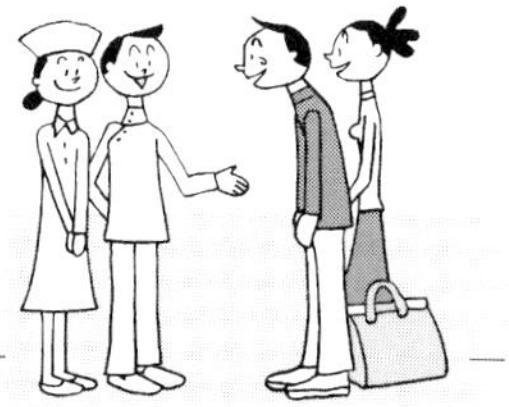

退院	
退院から10日 〜約2週間後 **第1回検診**	手術の傷の回復を確認、診察で排便状態や栄養状態、生活面などをチェック。追加治療や術後症状の相談・治療、服薬の指示なども行なわれる
約1か月後 **第2回検診**	追加治療があれば定期的に通院する
約3か月後 **第3回検診**	ここで異常がなければ治療はいったん終了し、定期検査のみとなる
それ以降の5年間 **約3〜4か月に1度の定期検診** （最初の3年間を過ぎると半年に1度程度になることも）	治療後の回復状況の確認と、再発した場合の早期発見のため定期的に検査を受ける。3か月に1度の血液検査や半年に1度のCT検査などで遠隔転移や局所再発がないかチェック 術後1年以内年に1度以上は大腸内視鏡検査を受ける（そこで異常がなければ、その後の大腸内視鏡検査は数年に1度以上の間隔で継続） **この5年間で再発がなければほぼ完治**
さらにそれ以降の5年間 **約半年〜1年に1度の定期検診**	大腸がんの場合、術後5年以内に再発がなければほぼ完治とみなされるが、以後も念のため定期的に検査を受けるのが望ましい
退院から10年後 **1年に1度の健康診断**	とくに異常がなくても1年に1度は健康診断を積極的に受けることが望ましい（ほかのがんや病気の早期発見にも役立つ）

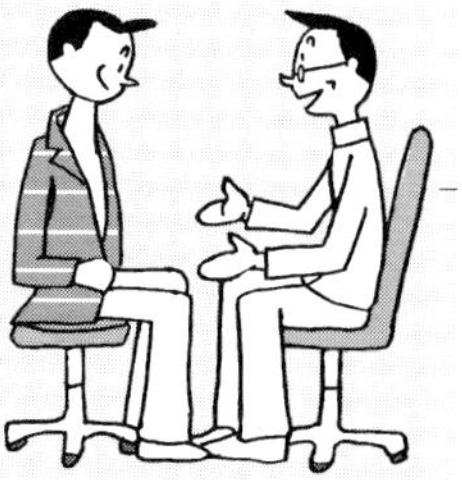

定期的にどんな検査が行なわれるのか

大腸がんの手術後の定期検査は、再発・転移がないか経過観察をする目的で行なわれます。

したがって、手術でがんの切除が完全にできた場合でも、念のため原発部位である結腸や直腸の観察が続けられます。それと同時に、最も再発を起こしやすい肝臓や肺などを中心として、さまざまな検査が行なわれます。

また、手術で切除したがんの進行度（ステージ）によって、検査の種類や実施の間隔は異なってきます。進行度が高いほど検査の種類は多く、実施間隔も頻繁になる傾向があります。

定期検査では、血液腫瘍マーカーの測定とCT検査が重要です。

問診・診察

●気になる症状があれば相談

定期検査のための受診でも、一般の外来受診と同じく、医師が直接患者さんを診察するのがふつうです。医師は患者さんに、最近のからだの調子や、症状で困っていることがないかなどを問診します。

前回受診から今回受診までの間にみられた体調の変化や、患者さん自身が気になっている症状などがあれば、このとき医師に報告・相談します。

直腸指診・触診

●直腸の局所再発を調べる

医療用手袋をはめた医師が直腸に指を入れ、直腸壁をさわって異常がないか調べる検査を直腸指診といいます。大腸がんの検査では必ず行なわれる検査です。直腸がんの局所再発がないか調べるために欠かせません。

また、直腸指診といっしょに腹部を軽く押すなどして触診し、腹部に異常なしこりやふくらみがないか調べます。足のつけ根のリンパ節なども同じように触診し、異常なしこりやむくみがないかを診察します。

大腸内視鏡検査

●粘膜を内視鏡で見る

肛門《こうもん》から内視鏡（先端に超小型カメラがついている細い管状の器具）を挿入し、腸管内をモニターに映し出して観察します。人工肛門（ストーマ）の造設術を受けた患者さんは、人工肛門から内視鏡を挿入します。また、内視鏡の先端にある特殊な器具で腸管粘膜の組織を取り出し、生検（生体病理検査）に出して、がん細胞がないかを調べます。

大腸の他の部位にポリープがないかもチェックします。一cmを超える大きなポリープは、約三〇%の割合でがん化することがあるので、内視鏡の先端の器具で切除し、病理検査を行ないます。

手術で大腸がんを完全に切除できたと思われる場合でも、この検査を術後一年以内に一度行ない、ポリープその他の所見があれば翌年も同じ検査を行ないます。異常がなければ、この検査をするのはその後三～五年に一度とします。

注腸造影検査

●腸管をX線撮影する

腸を空にした状態で肛門《こうもん》からバリウムと呼ばれる造影剤を注入し、直腸や結腸のX線撮影を行ないます。バリウムを入れることによって、腸管の形がくっきりと撮影できます。これにより、異常に狭くなっている部分がないかなどをチェックできますが、内視鏡検査やほかの画像検査で腸管の状態を把握できる場合、この検査は行なわれません。腸の癒着《ゆちゃく》があって大腸内視鏡検査ができない場合などに行なわれ、検査後は下剤などを使ってバリウムを出します。

大腸がんの経過観察に必要なおもな検査と時期

検査名＼一般的な検査実施時期の目安	手術後1年目	2年目	3年目	4年目	5年目
問診、直腸指診を含む触診	3～4か月に1度			半年に1度	
腫瘍マーカーの測定	3～4か月に1度			半年に1度	
胸部X線検査または胸部CT	3か月～半年に1度			半年～1年に1度	
腹部超音波検査または腹部CT	3か月～半年に1度			半年～1年に1度	
骨盤CTまたはMRI	半年～1年に1度				
大腸内視鏡検査または注腸造影検査	術後1年以内に実施。そこで何か所見があれば翌年も実施、何もなければ3～5年に1度				

腫瘍マーカーの測定

●血液検査でがんを見つける

体内にがん細胞が存在すると、ある特定のたんぱく質や酵素、ホルモンなどが異常に増加します。これらは健康なときにはほとんど存在しないため、がんを見つける目印になります。この目印を腫瘍《しゅよう》マーカーといいます。

血液を採取して腫瘍マーカーの血中濃度が上昇しているか調べることにより、がんの再発の可能性が推測できます。

ただし、腫瘍マーカーを測定した数値が高いからといって、必ず体内にがん細胞が存在するとは限りません。人によっては、生まれつき特定の腫瘍マーカーの数値が高いこともあります。また、がん以外の病気に反応して特定の腫瘍マーカーの数値が上がることもあります。反対に、がんがあっても数値が高くならない人もいます。

進行大腸がんの約半数はこの検査で発見されていますが、逆にいえば、残りの半数の進行大腸がんは、この検査で異常値を示していないのです。したがって、この検査だけで再発を確定することはできません。判断材料の一つととらえればよいでしょう。

●CEAとCA19－9に注目

腫瘍マーカーは多数あり、がんの発生する臓器ごとに増加する腫瘍マーカーが異なります。

大腸がんの手術後は、おもにＣＥＡとＣＡ19－9という物質の血中濃度を測定するのが一般的です。これらは、大腸がんのがん細胞が体内のどこかに存在するときに増える物質です。

ＣＥＡの血中濃度の基準値は五ng／㎖で、ＣＡ19－9の基準値は三七ng／㎖です。大腸がんの切除前はこの値が高く、切除後は基準値に戻ります。大腸がんの切除後もこれらの値が高い場合は、がんが取りきれていなかった可能性も考えられます。

がん切除後、これらの数値がいったん基準値に戻ったのに再び高くなってきたら、再発のサインかもしれません。

とくにＣＥＡは再発例の七〇％で高値となり、症状が出現する前に再発を疑い、早期に再発を発見するきっかけになることが多い重要な検査です。

前述のように、腫瘍マーカーの濃度が高くてもがんでない場合があるので、この検査だけで再発の確定診断をすることはできません。

しかし、いち早く再発の可能性をとらえ、より詳しい検査を検討する目安としては、非常に役に立ちます。

●上昇が続いたら詳しい検査を

通常、ＣＥＡやＣＡ19-9の数値が三回連続して上昇し、グラフを描いたときに右肩上がりに増加している場合は、たとえ基準値以内であっても再発の可能性が高いと考えられます。

そのような場合は、腹部・胸部・骨盤にわたるＣＴ検査を中心とした再発診断のための詳しい検査を、すぐに行なうべきであると考えられています。

胸部Ｘ線検査

●肺転移を見つける

Ｘ線の透過性を利用して体内を画像化するＸ線検査は、レントゲン検査とも呼ばれます。

ほかの画像診断のように臓器の詳細や病巣部分がくっきり見えるわけではありませんが、何らかの異常があれば淡い影となって写ります。そのため、結核や肺がんの基本的な検査として行なわれています。

大腸がんの手術後は、この検査で肺転移の有無をチェックできます。しかし、初期の小さな転移を見つけることは困難です。

●最近は胸部ＣＴが一般的に

最近ではＣＴ検査やＭＲＩによる診断が発達しているため、それらを用いて肺転移のチェックを行なうのが一般的になりました。

肝転移などを調べる腹部ＣＴ検査といっしょに、肺転移を調べる胸部ＣＴ検査も行なわれる場合がほとんどです。

腹部超音波検査

●からだへの負担が少ない

腹部にプローブと呼ばれる端子を当てて超音波を発し、返ってくる反射波をコンピュータ処理することで、体内の臓器などの様子を画像化します。

同じ画像検査でも、ＣＴ検査などと異なり、被曝の心配がありません。からだへの負担の少ない検査です。

●肝臓の状態もよくわかる

腹腔《くう》内臓器の診断に有効な検査で、大腸がんの手術後は、おもに肝転移の有無を調べるために行なわれることが多い検査です。

肝臓の状態がよくわかり、胆石などが見つかることもあります。がん病巣と良性腫瘍《しゅよう》の見分けもつきます。

CT検査

●全身の断面を調べられる

ＣＴとは、コンピュータ断層撮影のことです。Ｘ線の透過性を利用して体内を画像化するＸ線撮影にコンピュータ解析を加え、からだの断面を正確にこまかく画像化します。

医療施設によっては、照射するＸ線をらせん状に回転させて高精度の三次元画像（立体的な画像）が得られるヘリカルＣＴを導入しているところもあります。

●小さな病巣も写し出す

胸部ＣＴでは肺の状態がよくわかり、腹部ＣＴでは肝臓や消化器の状態がよくわかります。

比較的小さな病巣も写し出せますが、それががん病巣なのか、単なる炎症性のものなのかを画像のみで判断するのは困難なことがあります。とくに、二〜三㎜程度の小さな病変の診断は、ＣＴ画像だけでは困難なことが少なくありません。

MRI（磁気共鳴画像診断）

●CTより詳細な画像診断

磁気共鳴という物理現象を利用して、体内の水素原子核からの信号をとらえ、体内の断面を詳細に画像化します。ＣＴのようにＸ線を使用しないので、被曝の心配もありません。

ＣＴ検査よりもこまかい病巣まで写し出すことができ、それががんかどうかの判断もできます。ＣＴ検査の画像だけではがんかどうかの判別がつかなかった病巣が、ＭＲＩ検査の画像で確認できることもあります。

●微小な肝転移の早期発見も

ＭＲＩは、肝転移などの早期発見に有効な検査です。とくに、特殊な物質（鉄の粒子）を静脈注射してＭＲＩ検査を行なうことで、非常に微小な肝転移も鑑別することができるようになりました。

ただし、ＭＲＩは装置の普及状況がＣＴほど多くはありません。病院によっては置いていない場合もあります。

なお、この検査装置は磁気を用いているため、心臓疾患で体内にペースメーカーを入れている人や、磁気に反応するものを身につけている人などは、検査を受けることができません。

PET／PET・CT

●放射性同位元素を利用

ＰＥＴとはポジトロン・エミッ

ション・トモグラフィー（陽電子放射断層撮影）の略です。ポジトロン線を放出する半減期の短いRI（放射線同位元素）を利用し、細胞の活動状況（糖代謝など）を画像で見ることができます。

　がん細胞が増殖するときは、正常細胞よりもたくさんの栄養（ブドウ糖など）が必要です。そこで、ブドウ糖に放射性同位元素をあわせた薬剤を静脈注射して体内画像を撮影すると、がん細胞のあるところに放射性同位元素の薬剤が集まっているのがわかります。これがPETのしくみです。

●微小ながんの発見も可能

　これにCTの画像診断技術を組み合わせたPET−CTは、からだの内部の形と細胞の活動状況を同時に見ることができます。超音波画像診断やCT、MRIよりも病巣診断の精度が高く、より微小ながんの発見が期待できます。

　PETもPET−CTも再発の早期発見に有効ですが、実施している医療機関は限られています。

再発の検査とは別に通常のがん検診も受ける

　ここまで紹介してきた定期検査の目的は、おもに再発した場合の早期発見です。したがって、検査でわかることは大腸がんの再発に関することに限られます。

「術後五年間定期検査を受けて問題なければ安心」といえるのは、大腸がんの再発についてです。その他のがんや生活習慣病については、定期検査の項目で調べきれるとは限りません。

　できれば大腸がん手術後の定期検査とは別に、一般的な健康診断やがん検診も、年に一度程度は受けておくのが望ましいといえます。

　市区町村や職場などで年に一度程度実施されている健康診断や、集団がん検診に参加するのもよいでしょう。

　術後定期検査とその他の検査で重複する検査がある場合、術後定期検査のほうを優先して受けます。検査の受け方で気になることがあれば、主治医やかかりつけ医（↓P109）に相談してみましょう。効率よく検査を受けるには、人間ドックなどの方法もあります。

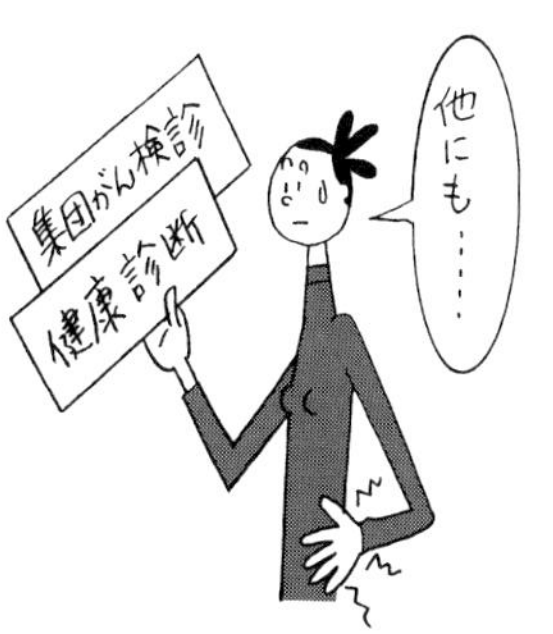

再発発見だけでなく全身の健康管理目的の検査も大切

再発・転移が発見されたら

再発・転移の治療方針は説明と同意のもとで決定

たとえ症状がなくても、検査で再発・転移が診断された場合は、すぐに治療を受けましょう。治療しなければ病巣は広がり、自覚症状もあらわれてきます。そうなってからでは、十分な治療効果が得られません。検査結果を冷静に受け止めることが大切です。

よりよい治療を受けるためには、落ち着いて医師の話を聞き、治療方針をよく相談する必要があります。医師に聞きたいことをよく整理して臨み、次のようなことを確認しておくと役立ちます。

①再発・転移の起こった場所は？
②どれぐらい進行しているか？
③考えられる治療法は？（治療法が複数ある場合はすべて聞き、医師がどれをすすめるか、なぜそれをすすめるか、理由も聞く）
④治療の効果は？（完治が可能か。無理なら、どれぐらい進行を遅らせられ、ふつうに暮らせるかなど）
⑤治療のリスクは？（副作用や後遺症、生命の危険はあるかなど）
⑥治療を受けないとどうなるのか？（治療を受けないという選択肢はあるのか、治療を受けないことにメリットがあるかなど）

医師が提示する治療法のほかにも選択肢がないか気になる場合は、別の医師にセカンドオピニオンを求める方法もあります。

再発・転移で完治が難しいとき

再発・転移がんの進行度が高いと、完治が難しいことが少なくありません。このとき大切なのは、患者さんや家族が治療に対して何を望むかです。できる限りの延命を望む場合と、生活の質（QOL）を重視する場合では、治療法の選択も異なります。がんそのものの治療をやめ、痛みや苦痛の軽減などを中心とした治療に切り換え、生活の質の向上をめざすという選択もできます（→P148）。

セカンドオピニオンを求めたいときは

●主治医に申し出て紹介状をもらう

セカンドオピニオンは直訳すると「第二の意見」という意味です。医師の提示する治療方針に同意できない場合や、同意するつもりはあっても決定に自信をもてない場合などには、別の医師に意見を求めるセカンドオピニオンが役立ちます。

「別の医師に聞くなんて失礼では？」と遠慮する患者さんもみられますが、いまや医療関係者の間でもセカンドオピニオンは常識と考えられています。二〇〇六年には、セカンドオピニオンのための紹介状や診断書の提供に保険が適用されるようになりました。希望する場合は主治医に申し出てください。

申し出があれば、主治医が診療情報提供書（→P106）を用意するので、患者さんはそれを持って別の医療機関へ行き、医師に意見を求めます。

ただし、セカンドオピニオンを求める前には、主治医ともよく話し合っておくことが大切です。最近、セカンドオピニオンを求める患者さんのなかには、主治医とあまり話をせず、説明もよく聞かないまま、いきなり他の医師のもとを訪ねてしまうケースも少なくありません。このような場合は、主治医との信頼関係がくずれてしまう心配があると同時に、セカンドオピニオンを担当する医師も対応に苦慮することが多くなっています。事前に十分な検討をして臨みましょう。

●聞きたいことを整理して面談に臨む

主治医の説明もよく聞いて話し合ったうえでセカンドオピニオンを求めることに決めたら、訪ねる医療機関・医師は、あらかじめ患者さん側で探しておく必要があります。どう探せばよいかわからない場合は、国立がんセンターのホームページなど、インターネット情報が役立ちます（→P167）。

最近は、「セカンドオピニオン外来」を設ける医療機関も増えていますが、予約制の場合が多いので、あらかじめ電話やインターネットなどで確認しておきましょう。限られた時間内の面談なので、聞きたいことを整理し、メモを用意するなどして臨むとよいでしょう。

再発・転移したときの診断と治療

がん細胞を確認して診断 治療法は臓器ごとに異なる

大腸がんが再発・転移したとき、CTやMRIの画像などで病巣が確認され、再発の診断を確定できる場合は、そのまま治療に移ります。確定できない場合は針生検（患部に穿刺《せんし》針を刺して組織を採取する生体病理検査）などで診断を確定します。切除手術が可能であればすぐに切除し、組織検査によるがん細胞の確認をあとで行なうこともあります。

臓器によっては切除が難しい場合もあるので、再発・転移の診断のしかたも異なってきます。治療法も再発・転移をした臓器ごとに異なり、また、がんの進行度によっても異なります。

治療には手術のほか 化学療法や放射線療法も

治療は、可能であればがんの切除手術が基本です。手術が可能か判断する目安は次のとおりです。

①転移は一つの臓器だけである
②がん病巣がすべて切除できる
③切除しても生活に支障がない程度に臓器を温存できる
④手術に耐えられる体力がある

二つ以上の臓器に転移していても、切除が可能なら手術が行なわれることがあります。手術が難しい場合は局所療法や全身化学療法など、他の治療法が検討されます。

局所療法　転移が局所（一つの臓器）に限られる場合の治療です。放射線治療や肝動注療法（↓P140）などがこれにあたります。抗がん剤による化学療法と放射線治療を組み合わせることもあります。

全身化学療法　二つ以上の臓器に転移がある場合や、手術で切除できない場合の治療法で、通常、三種類以上の抗がん剤が用いられます（↓P138）。

手術と他の治療法を組み合わせることもあります。それぞれの説明をよくを聞き、納得して治療を受けることが望まれます。

再発・転移の診断と治療方針の決定

診断

検査で再発・転移が疑われる

↓

再発病巣・転移病巣を切除できる
↓
切除し、組織検査へ
組織検査でがん細胞が見つかれば再発・転移の診断を確定

切除できない
↓
ほかの方法（患部に穿刺針を刺して組織を取り出すなど）で組織検査を行ない、診断を確定

治療方針の決定

検査で再発・転移が診断される

↓

再発・転移が起きた臓器が１つだけ（肝臓・肺など）
または大腸の局所再発
↓
がん病巣がすべて切除できる
切除しても生活に支障がない程度に臓器を温存できる
手術に耐えられる体力がある

あてはまる ↓
手術でがんを切除

あてはまらない ↓
局所療法
抗がん剤による化学療法と放射線治療を併用する化学放射線療法が基本になる

あてはまらない ↘ **全身化学療法**

2つ以上の臓器に再発・転移
↓
全身状態がよく、治療を受ける体力がある

ある ↓
全身化学療法
3種類以上の抗がん剤を併用することが多い

ない ↓
対症療法で体力回復をはかる

※2つ以上の臓器に再発・転移がみられた場合でも、手術の選択が考慮されることもある

再発がんの化学療法では抗がん剤を組み合わせて使用

進行・再発した大腸がんの化学療法では、多くの場合に複数の抗がん剤が併用されます（下表）。

分子標的治療薬の併用で化学療法の効果が著しく向上し、血管新生阻害剤のベバシズマブやラムシルマブ、アフリベルセプト、またRAS遺伝子変異のないRAS野生型に抗EGFR抗体薬のセツキシマブやパニツムマブが、さらに三次治療以降ではレゴラフェニブ（商品名・スチバーガ）やTAS－102（商品名・ロンサーフ）が使用されます。

副作用に注意し全身状態が悪い場合は使用を中止する

化学療法は大腸がん再発の根治

大腸がんの再発治療に用いられるおもな抗がん剤の組み合わせ

基本的な組み合わせ	併用薬	1年以上行なわれることがある
フルオロウラシル（5−FU） ＋ ホリナートカルシウム（LV=ロイコボリン） または カペシタビン/TS−1	+イリノテカン	FOLFIRI療法（48時間持続静脈投与）
	+オキサリプラチン	FOLFOX療法（48時間持続静脈投与）
	+ベバシズマブ	5-FU+LV療法+ベバシズマブ（48時間持続静脈投与）
	+ベバシズマブ/ラムシルマブ/アフリベルセプト +イリノテカン	FOLFIRI療法+ベバシズマブ/ラムシルマブ/アフリベルセプト（48時間持続静脈投与）
	+ベバシズマブ +オキサリプラチン	FOLFOX療法+ベバシズマブ（48時間持続静脈投与）

RAS遺伝子変異なし*	併用薬	1年以上行なわれることがある
抗ＥＧＦＲ抗体薬 使用可能	FOLFIRI	FOLFIRI療法+ セツキシマブ/パニツムマブ
	FOLFOX	FOLFOX療法+ セツキシマブ/パニツムマブ
	イリノテカン	イリノテカン+ セツキシマブ/パニツムマブ
	併用薬なし	セツキシマブ単独/パニツムマブ単独

●血管新生阻害剤／ベバシズマブ（商品名・アバスチン）、ラムシルマブ（商品名・サイラムザ）、アフリベルセプト（商品名・ザルトラップ）
●抗ＥＧＦＲ抗体薬／セツキシマブ（商品名・アービタックス）、パニツムマブ（商品名・ベクティビックス）
＊がんの遺伝子検査でRAS遺伝子変異のないRAS野生型では、抗EGFR抗体薬の使用が可能

その他の組み合わせ

合併症や高齢などにより全身状態が悪い場合には、術後補助化学療法で使用される「5−FU／LV療法（持続静脈投与または注射）」、「UFT／LV療法（内服）」、「カペシタビン療法（内服）、「TS−1療法（内服）」など（→P39）が行なわれることもある

療法ではありませんが、がんを縮小させたり、進行を遅らせたりして生存期間の延長をはかります。しかし、第2章の術後補助療法のところで述べたとおり副作用もあるので、患者さんの状態がよくない場合は行なうことができません。

　再発がんの切除ができない場合の化学療法は、次の場合に可能となります。

①全身状態がよい（患者さんが身のまわりのことを自分でできる）
②肝機能・腎機能が悪くない
③がん病巣をＣＴやＭＲＩで見ることができる

放射線治療の目的はおもに症状の緩和

　大腸がんの再発・転移があり、切除が困難な場合には、がんの進行にともなって起こる痛みや出血などの症状をやわらげる目的で、放射線治療が行なわれることがあります。再発時の放射線治療は、おもにこのような症状緩和が目的ですが、ほかには脳へ転移した場合に、よく用いられています。

　また、大腸がんの再発で手術が可能な場合、手術前に放射線照射を行なってがん病巣のサイズを縮小し、切除することもあります。

抗がん剤の持続注入法

　抗がん剤の投与方法は点滴か内服です。点滴には時間がかかりますが、最近は胸などに埋め込んだ携帯用ポート（皮下埋め込み式ポート）から持続注入する方法もあり、自宅で抗がん剤治療を受けることも可能になりました。

　ポートの埋め込み手術は三〇分程度でできます。病院の外来で点滴を開始し、しばらくすると自宅に戻れます。点滴開始から約四八時間後に針を抜いて点滴終了です。針の抜き方などの注意事項や副作用への対応法は、あらかじめ指導を受けておきます。

　入院せずに抗がん剤の点滴ができるので、生活の質（ＱＯＬ）を高める治療法の選択肢として注目されています。

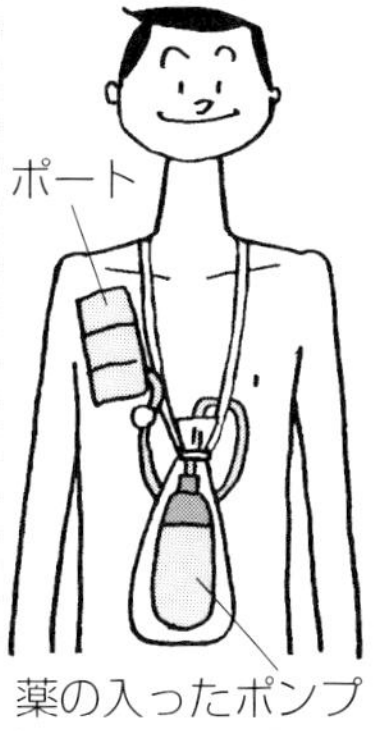

肝転移の診断と治療

肝臓への転移が疑われる場合は、腹部超音波検査や腹部CT、MRIなどの検査で詳しく診断します。切除できない肝転移は通常、画像検査で診断できるので、肝生検（取り出した組織の顕微鏡検査）は行なわれません。

がんの転移病巣が確認され、前出（→P136）の①～④の条件にあてはまる場合は、切除手術が行なわれます。転移が肝臓だけでも、小さな病巣が肝臓のあちこちに散らばっていて切除しきれない場合は、抗がん剤による全身化学療法や肝動注療法、熱凝固療法などが検討されます。肝臓以外にも転移があれば、全身化学療法が行なわれます。

肝転移で放射線治療が用いられることはあまりありません。

切除手術

●肝臓全体の七割まで切除可能

切除範囲は、がんの大きさと進行度に加え、肝臓の健康状態（肝機能）をみて決定します。

切除範囲の広い順に葉《よう》切除（肝右葉切除、肝左葉切除）、区域切除、部分切除などの手術があります。肝臓の機能が正常な場合は、肝臓の七〇％まで切除可能です。

がんをすべて切除できれば、治る可能性があります。最初の手術のとき、ほかに転移していなかった患者さんなら、肝転移しても六〇～七〇％が手術可能で、一年後生存率四〇％、三年後生存率三〇％、五年後生存率二〇％というデータもあります。肝切除例全体の五年生存率は三五％です。

肝動注療法

●肝臓に抗がん剤を直接注入

一般的な抗がん剤の投与は点滴や内服が中心ですが、肝転移の場合は、肝動脈という太い血管にカテーテルと呼ばれる細い管で抗がん剤（5－FUなど）を直接注入する局所療法も行なわれることがあります。しかし現在は全身化学療法でも副作用が比較的少なく、良好な治療効果が得られるため、肝動注療法が行なわれる頻度は減っています。

肝動脈は肝組織に栄養を供給する血管なので、そこに直接抗がん剤を注入することにより、少ない抗がん剤の使用でより高い効果が期待できます。吐き気などの副作用も比較的少なくてすみます。この治療法でがん病巣の縮小がみられた場合は、あらためて切除手術が検討されることもあります。

熱凝固療法

●がんを焼く治療法

患部を切り開いて切除手術できない場合の治療法です。がんの正確な位置を確かめたうえで、皮膚の上から特殊な針を刺し、その先端に電磁波を発生させて九〇度ぐらいの熱を加え、がんを変性させて死滅（凝固壊死《えし》）させる治療法です（→P143）。用いられる電磁波の波長の違いによって次の二つに分けられます。

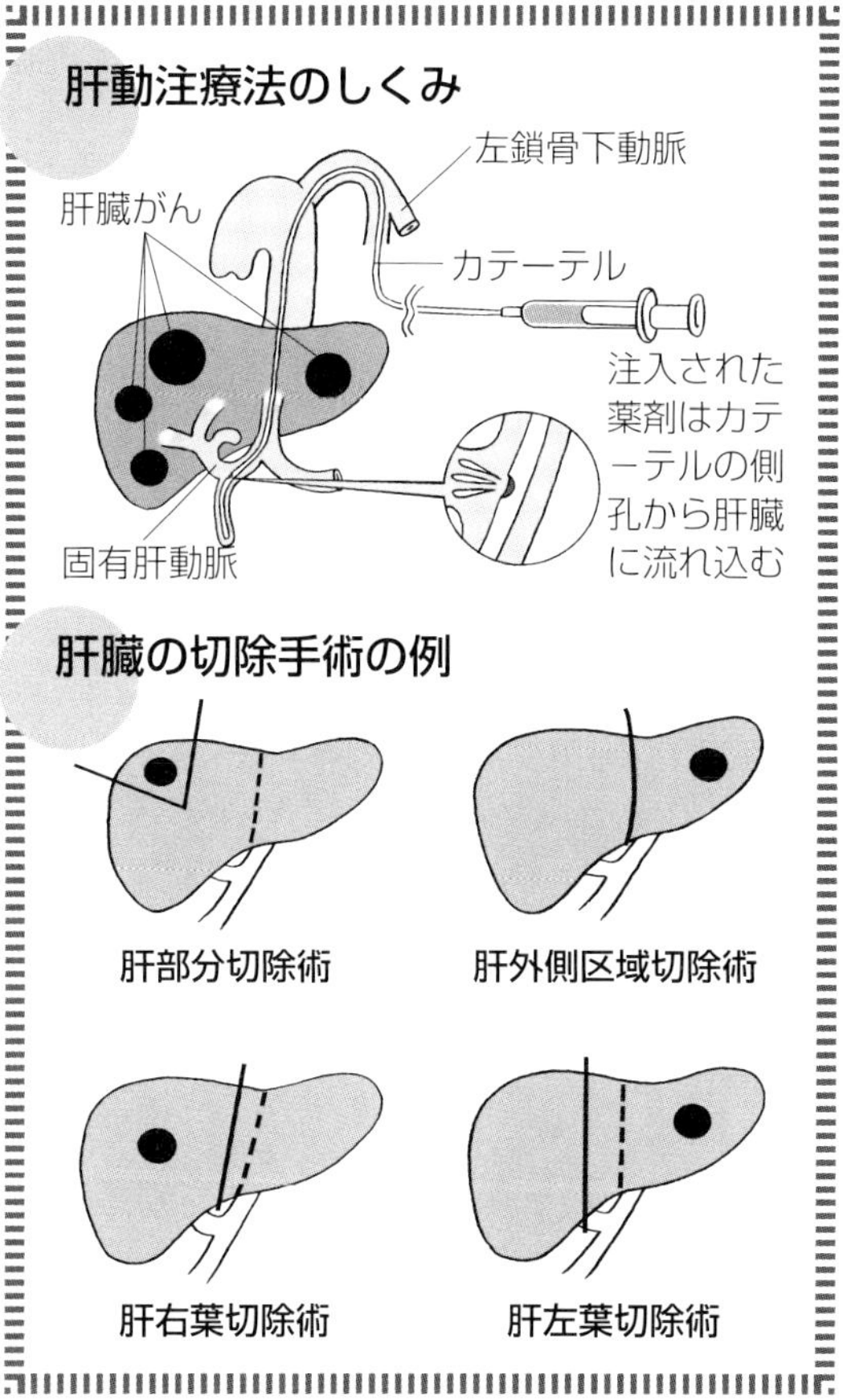
肝動注療法のしくみ
左鎖骨下動脈
肝臓がん
カテーテル
注入された薬剤はカテーテルの側孔から肝臓に流れ込む
固有肝動脈
肝臓の切除手術の例
肝部分切除術
肝外側区域切除術
肝右葉切除術
肝左葉切除術

マイクロ波凝固療法（MCT）

がんの直径が二cmぐらいまでの場合に適します。電子レンジと同じマイクロ波を流すので温度上昇が早く、数分で治療できます。

ラジオ波焼灼《しょうしゃく》療法（RFA）

がんの直径が三cmほどの場合に適します。高周波電流を流すので、温度上昇がゆるやかでマイクロ波より遅く、治療には一〇分前後かかります。

全身化学療法

●肝臓がんの薬は用いない

原発巣が肝臓である場合の肝臓がんとは抗がん剤が異なります。大腸がんの肝転移に用いられる抗がん剤は前出（→P138）のとおりです。大腸がんに対する抗がん剤を使う必要があり、複数の抗がん剤を組み合わせて用います。

肺転移の診断と治療

肺への転移が疑われる場合は、胸部X線検査や、胸部CT検査などで詳しく調べ、診断します。

がんの転移病巣が確認され、前出（↓P136）の①～④の条件にあてはまる場合は、切除手術が行なわれます。

手術でがんが取りきれない場合や、肺以外にも転移がある場合は、抗がん剤による化学療法が行なわれます。

また、転移してできたがん病巣の場所や大きさ、患者さんの体力などからだの状態によっては、その他の治療法として化学放射線療法や、熱凝固療法の一つであるラジオ波焼灼《しょうしゃく》療法などが行なわれることもあります。

肺の切除手術の例

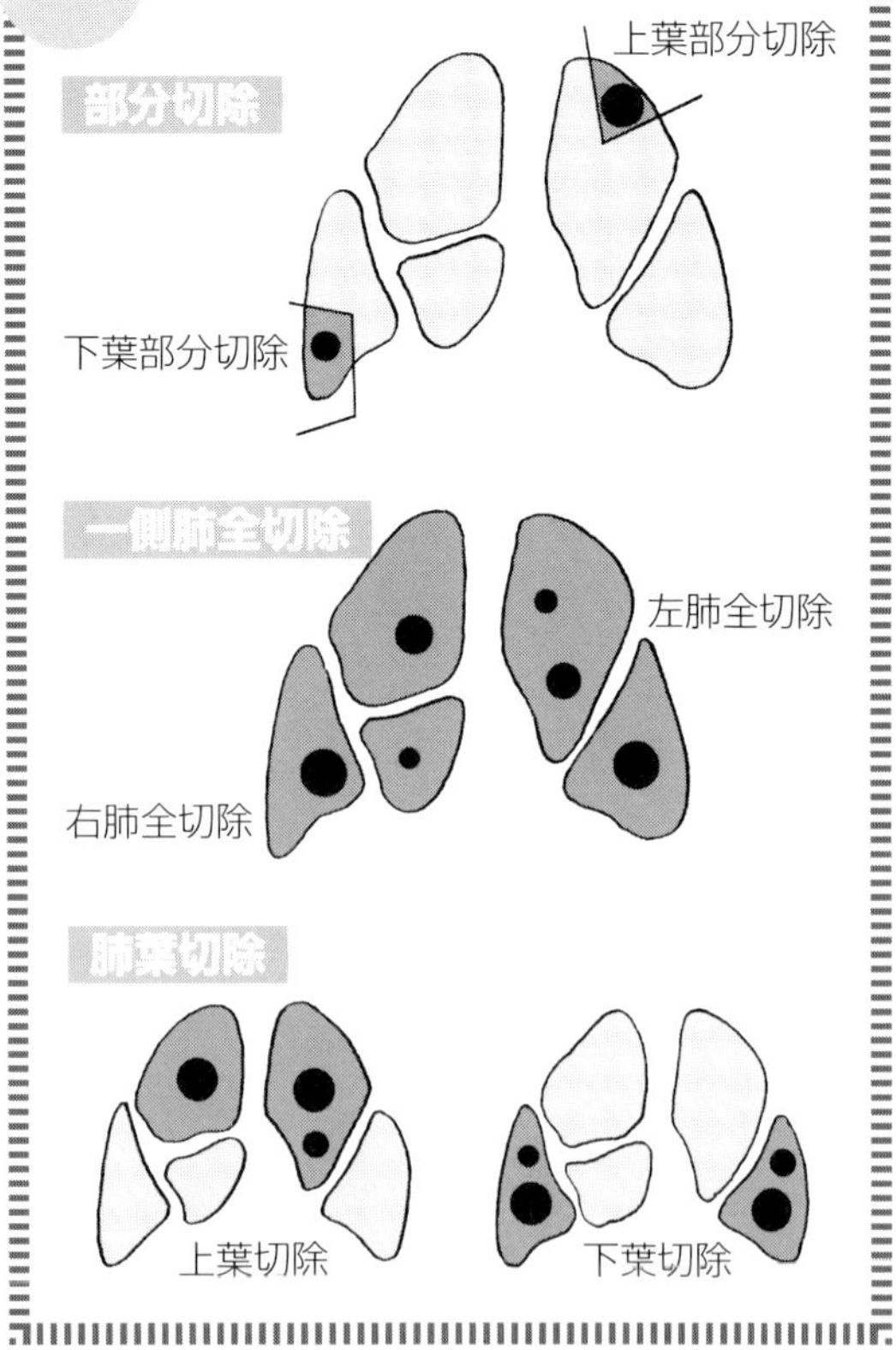
部分切除
上葉部分切除
下葉部分切除
一側肺全切除
左肺全切除
右肺全切除
肺葉切除
上葉切除
下葉切除

切除手術

●完全切除の予後はよい

肺に転移した場合、切除が可能で完全にがんを取りきれれば、治癒できることもあります。はじめての再発で肺だけに転移していた場合、手術で切除した患者さんの五年生存率は約四〇％というデータもあります。

ただし、肝臓と違って肺には再生能力がありません。したがって、切除後もう一度肺に再発が確認された場合でも、それ以上切除したら肺機能を維持できないと判断されれば、手術ができないこともあります。

そのような場合には、全身的な抗がん剤治療（全身化学療法）が行なわれます。

化学放射線療法

●全身化学療法が効果的

肺転移で切除手術ができない場合には、複数の抗がん剤による全身化学療法を行なうのが一般的で、効果が期待できます。

使用する抗がん剤は、原発部位が肺である場合の肺がんの治療に用いられるものとは種類が異なります。大腸がんの再発・転移に用いられる抗がん剤は前出（→P138）のとおりです。

●定位照射をすることも

化学療法の効果が不十分なときに、放射線治療を組み合わせることがあります。転移がんの数が少ない場合（三個以内）は、定位照射（→P144）という放射線治療が行なわれることもあります。

また、重粒子線（炭素線）という特殊な放射線を用いた治療が行なわれることもあります。

熱凝固療法

●ラジオ波でがんを焼く

肝臓や肺などの臓器へがんが転移し、患部を切り開いての切除手術ができない場合に用いられることのある治療法です。CT検査などでがんの正確な位置を確かめたうえで、皮膚の上から特殊な針を刺し、電磁波でがんを焼きます。

用いられる電磁波にはラジオ波とマイクロ波などがあり、肺転移の治療では、高周波電流を流すラジオ波焼灼療法（RFA→P141）が、よく行なわれています。

●三cmほどのがんに適する

ラジオ波による方法はマイクロ波による熱凝固療法（→P141）と異なり、がんの直径が三cmほどの場合に適しています。また、治療部位の温度上昇がゆるやかです。がんを焼く時間はマイクロ波の場合より長めで、一〇分前後かかります。

熱凝固療法のしくみ

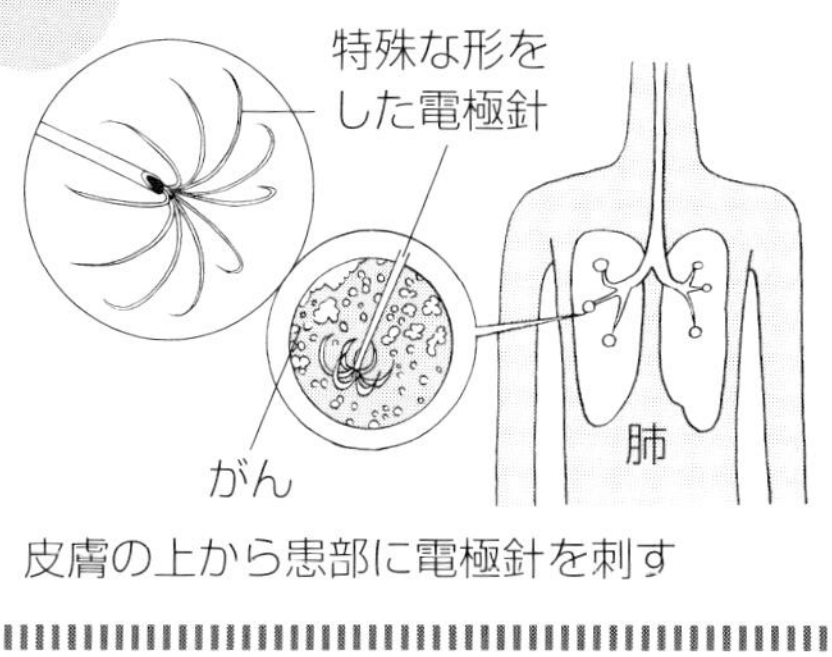

皮膚の上から患部に電極針を刺す

脳転移の診断と治療

脳への転移が疑われる場合は、頭部CT検査、MRI検査などで詳しく調べ、診断します。脳転移の場合、めまいなど何らかの症状があらわれて再発がわかることもあります。

前出（↓P136）の①〜④の条件にあてはまる場合は、切除手術が行なわれます。

ただし脳の場合、手術によって深刻な機能低下を起こさないことが条件となると、転移が脳の一か所に限られていても手術が難しいことがあります。また、他の臓器と違って脳転移では抗がん剤があまり用いられません。脳の血管には血液脳関門という異物侵入を拒むしくみがあり、抗がん剤が届きにくいからです。

したがって、手術ができない場合には、放射線治療が中心となります。

切除手術

●症状軽減の手術も

はじめての再発で、脳の一部だけの転移で完全にがんを切除しきれれば、治癒の可能性もあります。転移が複数の臓器にみられ、完全にがんを切除できるかわからない場合でも、まひやしびれなどがあって日常生活に支障をきたしている場合は、症状軽減のために病巣の摘出手術が行なわれることがあります。

放射線治療

●脳転移の治療の主役

脳転移の放射線治療は、定位照射と全脳照射に大別されます。

定位照射はラジオサージェリーともいい、手術に匹敵する治療効果がみられることもあります。ただ、効果がある一方で、副作用として脱毛や吐き気・嘔吐《おうと》などがあらわれることがあります。

定位照射　頭部の周囲から放射線を照射することで、がんに放射線を集中させます。脳の正常なところへ当たる放射線を最小限に抑えることができる照射方法です。がんが少ない場合に効果があります。放射線の種類や照射方法などによりガンマナイフ、ライナックナイフ（リニアックナイフ）、サイバーナイフなどの種類があります。

ガンマナイフは、ヘルメットのような装置を頭につけると、装置内部からがんに向けてガンマ線が照射されます。小さな病巣もピンポイントで治療できます。

ライナックナイフでは、金属リングで頭を固定し、照射装置に頭部を入れてX線の照射を受けます。サイバーナイフも同じX線を照射するものですが、頭部をメッシュ状の固定具で覆って自動制御式のロボットアームから照射を受けます。このロボットアームは工業用ロボットの技術を応用したもので、画像診断のデータをもとにがんの位置を正確にとらえ、さまざまな角度から少しずつ放射線を当てて、がんだけに高いエネルギーを集中させることができます。

定位照射は手術や全脳照射に比べ後遺症や副作用が少ないのですが、まれに脳の壊死《えし》や浮腫《ふしゅ》（むくみ、はれ）、出血、視力障害などが起こることがあります。

定位照射（ガンマナイフ）のしくみ

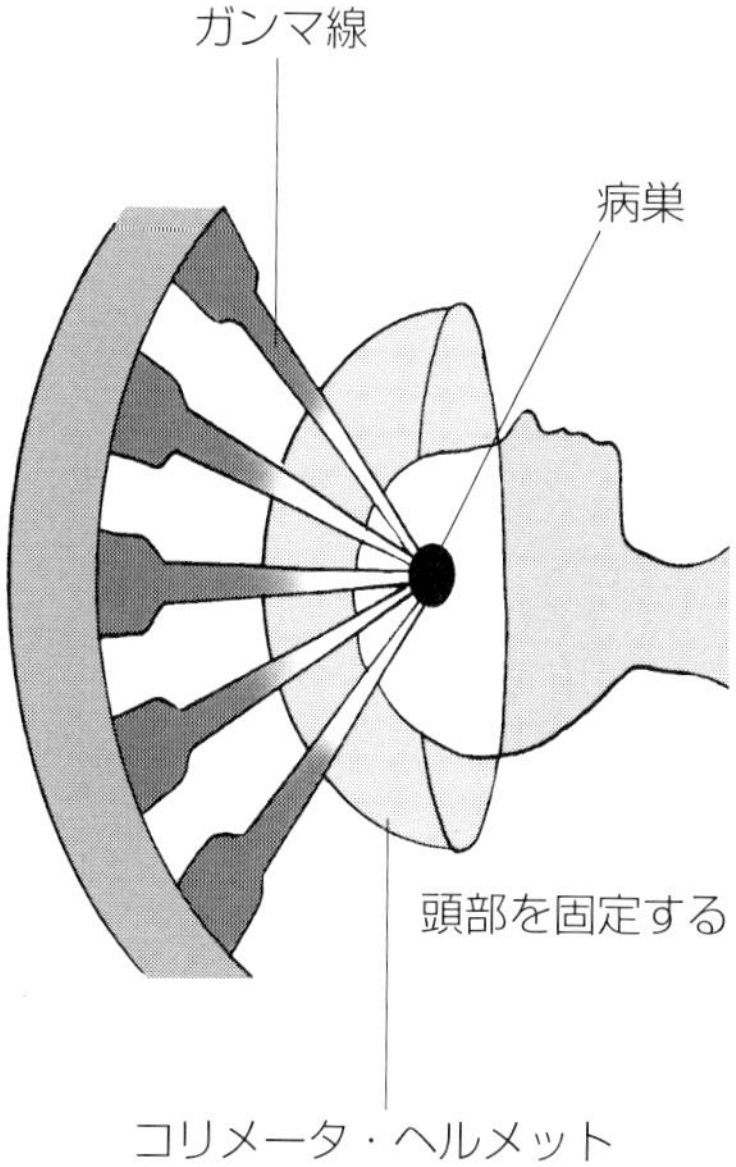

頭にセットされたコリメータ・ヘルメットからガンマ線が病巣へ向けて照射される

全脳照射 脳全体に放射線を照射する方法です。脳転移が多発性の場合や病巣が大きいときなどに行なわれます。再発防止目的で定位照射と組み合わせて行なわれることもあります。副作用として脱毛や吐き気・嘔吐などがあらわれやすいことが知られています。

リンパ節転移の診断と治療

原発巣の近くのリンパ節は、最初の手術で原発がん病巣とともに切除されています。離れたリンパ節への転移は、各種画像検査や血液検査、リンパ液の検査などで診断されます。

リンパ節転移は切除が基本です。転移したリンパ節が多数ある場合など切除が困難な場合は、全身化学療法が行なわれます。

骨転移の診断と治療

骨転移はＣＴやＭＲＩなどで詳しく調べ、診断します。ＲＩ検査（シンチグラフィーと呼ばれる放射性同位元素を利用した検査）が行なわれることもあります。

大腸がんの骨転移では、骨だけに転移しているケースはほとんどなく、骨以外の臓器にも転移しています。したがって治療は全身化学療法と、転移による痛みの軽減が中心です。

放射線治療も行なわれますが、ほとんどは痛みの軽減および骨折の予防が目的です。

放射性ストロンチウムという体内投与できる放射性物質もあり、これは投与後一週間程度で痛みがやわらぐという報告があります。

骨転移は痛みが起こりやすいので、痛みを軽減する薬物治療も行なわれます（→Ｐ150）。

骨転移の薬物治療には、鎮痛薬のほかビスホスホネート剤というカルシウムに吸着しやすい性質の薬がよく用いられます。この薬には、骨を破壊・吸収する破骨細胞の働きを妨害する作用があります。これを用いると骨の溶解が抑えられ、血中カルシウム濃度も上がりにくいとされています。

腹膜播種の診断と治療

腹膜への転移は超音波画像やＣＴ、ＭＲＩなどで診断しますが、早期発見は容易ではありません。腹腔《くう》に穿刺《せんし》針を刺して腹水を採取し、腹水中にがん細胞が見つかって診断されることもあります。

腹膜播種《はしゅ》は切除が難しい転移です。治療は、抗がん剤による全身化学療法が中心になります。

進行してがん性腹膜炎を起こし、腸管が狭くなって腸閉塞《へいそく》を起こした場合は、その治療のためにバイパス手術や人工肛門《こうもん》（ストーマ）を造設する手術などが行なわれることがあります。

局所再発の診断と治療

大腸の局所再発が疑われる場合には、大腸内視鏡検査、ＣＴ検査、ＭＲＩなどで詳しく調べ、組織検査などを行なって診断します。手術が可能であれば、すぐに手術で疑わしい部分を切除し、それを組織検査にまわして診断を確定します。

前出（→Ｐ136）の①～④の条件

にあてはまる場合は手術が可能で、完全にがんを取りきれれば治癒の可能性もあります。

手術ができない場合は、抗がん剤や放射線治療など、他の治療法が検討されます。

切除手術

●術中照射が行なわれることも

がんがある部分をすべて切除します。がんをすべて切除できれば、治癒の可能性があります。

場合によっては最初の手術より広範囲な切除となることもあり、骨盤内の他の臓器や血管、神経にも切除が及ぶことがあります。

肛門《こうもん》温存術を受けたあと、再発病巣が肛門に及んだのであれば、肛門も含めて取り除く直腸切断術が行なわれます。これにより、あらたに人工肛門（ストーマ）が造設されます。がんの進行度によっては、手術中に放射線を照射して病巣の縮小をはかる「術中照射」が行なわれることもあります。

化学放射線療法

●抗がん剤の使用も検討

局所再発でも手術ができない場合や、手術しても取りきれない可能性のある場合、抗がん剤による化学療法と放射線治療を併用する化学放射線療法が行なわれます。

抗がん剤治療の目的は、がんの増大を遅らせて症状のコントロールを行なうことにあります。

大腸がんの再発に用いられるおもな抗がん剤の組み合わせは前出（→P138）の表のとおりです。複数の抗がん剤を組み合わせることで治療効果が上がります。

抗がん剤の投与は二週間に一度、約四八時間かけてゆっくり点滴で投与する方法が最も効果的です。この方法での投与が半年〜一年程度続けて行なわれます。投与期間は副作用があらわれることがあるので体調の変化に注意し、異常があれば医師に報告します。

●放射線は直腸がんの再発時に

放射線治療は、結腸がんの場合にはあまり用いられません。しかし、直腸がんの局所再発では、手術の前やあと、手術中などに放射線を照射し、腫瘍《しゅよう》の縮小をはかることがあります。

最近は、骨盤壁を主体とした局所再発で外科的切除が不可能なものに対し、重粒子線（炭素線）を用いた特殊な放射線治療が行なわれることもあります。この治療法は、手術に匹敵する治療として注目されています。

再発・転移の苦痛を軽減する緩和ケアとは

痛みや苦しみをやわらげて全身状態の安定をめざす

緩和ケアは、痛みなどの苦痛をコントロールすることで体調を安定させ、がんとともに前向きに生きるための治療ともいえます。少し前までは終末期医療と結びつけて考えられることがほとんどでしたが、それだけではないのです。

痛みや苦しみがあると、睡眠や食事も不十分になり、精神的ストレスも増大します。それによって体力が低下、全身状態が悪化し、治療に影響することもあります。

痛みや苦しみはがまんせず、緩和ケア治療を受けてやわらげたほうが、睡眠も食事もとれて、体力が向上し、全身状態が安定します。それによって化学療法の選択肢が増えたり、手術に臨めるようになることもあります。

患者さんのからだと心すべての痛みに対応する

患者さんの苦痛は、がんによる身体的な苦痛だけでなく、がんのため仕事を休むことによる経済問題などの社会的な苦痛、病気の進行にともなう不安などの精神的な苦痛、死への不安や自分の存在危機などの霊的な苦痛（スピリチュアルペイン）――というように、複雑に絡み合っています。緩和ケアは、こうした患者さんの抱えているすべてのつらい症状（トータルペイン＝全人的苦痛）に対して行なわれます。

QOLの向上を目指して治療と同時に行なわれる

さまざまな苦痛があると生活の質（QOL）が低下し、治療にも影響します。緩和ケアを通常のがん治療と同時に行なえば、生活の質の低下を防ぎ、治療効果の向上も同時にめざすことができます。

たとえば精神的苦痛にはカウンセリングや心理療法が行なわれるなど、各分野の専門家が治療・相談にあたります。

患者さんの苦痛と緩和ケア

トータルペイン（全人的苦痛）

身体的苦痛 がんによるからだの痛み、治療によって生じる苦痛など	➡	緩和ケア専門医・麻酔科医などがからだの痛みや苦しみをやわらげる
社会的な苦痛 がんによる休職や退職、離職後の経済問題、治療費、家族の問題など	➡	医療ソーシャルワーカーなどが社会的な問題や経済問題などの相談にのる
精神的苦痛 がんの進行にともなう不安、抑うつ、治療に対する嫌悪感など	➡	精神科医や臨床心理士によるカウンセリング、心理的治療法などでやわらげる
霊的な苦痛 **（スピリチュアルペイン）** 死への不安、自分の存在の危機、生きる意味を見失うなど	➡	ときには僧侶や牧師など宗教家の助けを借りて患者さんの相談にのることもある

再発・転移で起こる症状の緩和ケア

がんの再発・転移にともなう症状にも緩和ケアが適応します。

骨転移がある場合は身体的痛みが非常に強く、ほかにも筋膜性疼痛《とうつう》やリンパ浮腫《ふしゅ》にともなう痛みなど、進行がん特有の症状が強まります。体力が低下してベッド上の生活が多くなると床ずれ（褥創《じょくそう》）ができて痛むことがあります。緩和ケアでこれらの痛みをやわらげたり、リンパ浮腫にはリンパマッサージ治療なども行なわれます。

また、再発・転移がわかったときは精神的ショックや将来への不安が大きく、精神的な痛みも増大します。心の問題も積極的に相談してください。精神科医らにも協力を得て治療が進められます。

痛みを三段階に分けて鎮痛薬を選ぶ

身体的な痛みの緩和治療は、麻酔や麻薬に詳しい麻酔科医などを中心とする緩和ケア専門医によって行なわれます。診療科名は緩和ケア科、またはペインクリニックなどと呼ばれます。

がんの痛みの治療は、がんの進行度に関係なく痛みの強さに合わせて鎮痛薬を選択するのが原則です。ＷＨＯ（世界保健機関）では、痛みを三段階に分けて鎮痛薬の使い方の基本を示しています（三段階除痛ラダー）。

最も痛みが高度な場合は、モルヒネなど強オピオイド薬と呼ばれる医療用麻薬が用いられます。医師の指導のもとで適切に使用すれば、安全に早く痛みをやわらげてくれます。中毒になったりする心配もありません。

これらとは別に、ビスホスホネート剤という薬が骨転移の痛みの緩和に用いられることがあります。

また、脊髄《せきずい》硬膜外腔《こうまくがいくう》に麻酔薬を注射して痛みをやわらげる方法もあります（↓Ｐ164）。

これ以上がんの治療をしたくないと思ったら

治療をしても効果が望めないところまでがんが進行してしまったとき、それでも治療を続けるか、治療をやめてしまうかを決めるのは、なかなか難しいことです。

最終的な判断は患者さん自身と家族が話し合って決められることが多いようです。このとき最も注意したいのは、これから先、何を第一に考えるかということです。

ＷＨＯの三段階除痛ラダー

痛みが軽度か、中等度か、高度かで鎮痛薬を使い分ける

高度の痛み 強オピオイド薬（モルヒネ、フェンタニルなど）	痛みの程度に応じてＮＳＡＩＤｓと鎮痛補助薬を組み合わせることもある
中等度の痛み 弱オピオイド薬（オキシコドン、コデインなど）	痛みの程度に応じてＮＳＡＩＤｓと鎮痛補助薬を組み合わせることもある
軽度の痛み 非オピオイド薬（アスピリン、アセトアミノフェンなど）	鎮痛補助薬を組み合わせたり非ステロイド系消炎鎮痛薬（ＮＳＡＩＤｓ）なども有効

生活の質を高めることを優先するか、少しでも長く延命することを優先するか、ほかに何か最優先することがあるかどうか、考えてみてください。

そして、無理に延命しなくてもよい、残された時間を大事に生きたいと結論づけたのであれば、医師に相談してがんの治療はいったん終了し、がんにともなう症状をやわらげる対症療法と、緩和ケアのみを継続する治療に切り換えてもらいます。

それにともない、ほとんどの場合、緩和ケアの専門病棟や他の病院への転院が必要になります。自宅へ戻って在宅ケアを受けるという選択肢もあります。

治療を断念したとしても、生きる目標を失わず、日常生活の質をできるだけよりよく保ち、豊かな気持ちで生きていただきたいと思います。これが、がんとのうまいつき合い方であると思われます。

ホスピスと在宅ケア

がんの治療をやめた場合の選択肢には、緩和ケア病棟やホスピス（施設ホスピス）への転院と、退院して受ける在宅ケアがあります。

ホスピスの語源は「あたたかいもてなし」です。病気の人をゆっくり休ませる場所という意味です。その言葉どおりホスピスでの生活は、患者さんをあたたかく迎えます。比較的自由に生活でき、残された日々を、生活の質をよりよく保ちながら暮らすことができるでしょう。

いつも誰かといっしょで、いざという場合は医療スタッフがすぐそばにいる安心感もあります。痛みの緩和など対症療法は受けられますが、ほとんどの場合、延命治療は行なわれません。

一方、在宅でのホスピスケアは、自宅で医師の訪問診察を必要に応じて受け、ホスピスと同じように心身の痛みの緩和ケアも受けながら療養する方法です。残された日々を住み慣れた自宅で家族とともに過ごせるのがメリットです。

これらを希望する場合はまず、受け入れてくれるホスピスや在宅ホスピスケアの医師を探します。そして、現在の主治医に相談し、紹介状を書いてもらい、移動が可能か確認します。

転院できるホスピスが決まっても、全身状態が悪ければ移動できないこともあります。自宅に戻る場合も同様です。

臨床試験（治験）と抗がん剤治療

●海外で使える抗がん剤も国内の治験が必要

実際の患者さんを対象に、開発中の新薬の効果を確認する臨床試験を治験（治療試験）といいます。

抗がん剤のなかにも、現在治験中のものがあります。たとえ海外で治療実績があっても、国内の治験を経ないと、厚生労働省からの使用許可がおりません。

海外ですでに使われている薬になぜ国内での治験が必要なのか、不思議に思われるでしょう。しかし、その治療成績は欧米人に使用されたものであり、日本人が使用した場合どのような作用・副作用が起こるかは、はっきりわかりません。薬は安全性が第一なので、国内治験が必要なのです。

●治験は製薬会社が依頼した医療機関で実施

治験は、製薬会社が計画して厚生労働省に届け出をし、医療機関に依頼して実施されます。

治験を経て、人体への悪影響がないことや、治療効果があることが確認されれば、厚生労働省の承認が得られ、新薬の国内製造や輸入が認められます。

治験中の新しい抗がん剤が既存のどの薬よりも病状改善に適する可能性があると考えられる場合は、医師から治験参加をすすめられることもあります（Q&A→P162）。最近は、製薬会社のホームページなどから情報を得ることもでき、患者さんがみずから参加を申し出るケースも増えています。

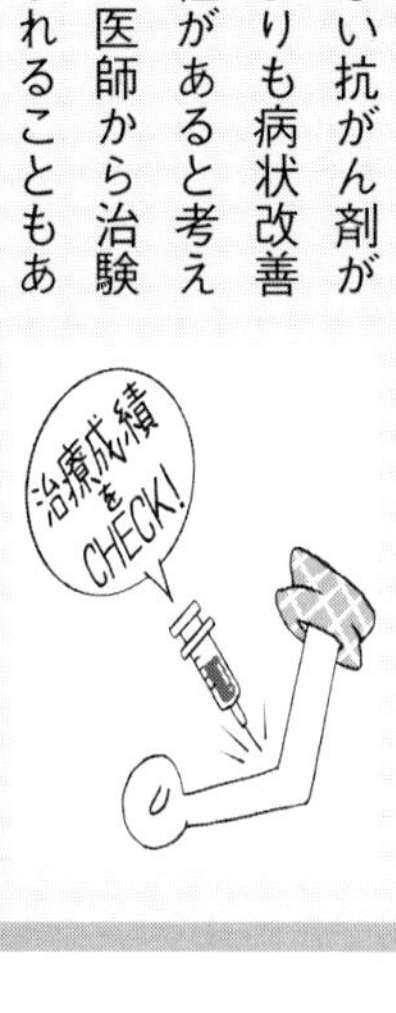

治験に用いられる薬の代金や検査費用などは、すべて製薬会社が負担します。製薬会社や医療機関には守秘義務があり、治験参加者の名前や病歴、治験の経過などが外部に知られる心配はありません。

治験参加の条件としては、その薬の効果が期待できる病状であることはもちろん、治験に耐えられる体力も大切です。思いがけない副作用が起こるかもしれないというリスクをともなうからです。

治験に参加するときは、期待される効果とリスクをよく理解して臨みましょう。

手術後の不安と疑問に答える

大腸がんQ&A

術後の腸閉塞はどう防げばいい？

A 腸閉塞《へいそく》のおもな原因は腸の癒着《ゆちゃく》や便秘などです。術後は、小腸同士が癒着したり、癒着した小腸のすき間に別の小腸が入り込んで食物の通過が悪くなり食物が引っかかったり、便が大腸に停滞して重症の便秘となったりして腸閉塞になることがあります。

予防するには、できるだけ消化のよいものを食べることと、便秘を防ぐことです。消化しにくい食品は避けるか、細かく刻んだりして調理を工夫します。ゆっくりとよくかんで食べる習慣も大切です。便秘の予防は第4章などを参考にしてください。それでも腸閉塞を起こした場合は、すぐに受診してください。

処置としては、入院して絶食と点滴による治療が必要になります。場合によっては緊急開腹手術による治療が行なわれることもあります。

大腸がんの再発予防にサプリメントは有効？

A サプリメントとは、栄養補助食品、健康補助食品などと呼ばれるものです。ふだんの食事で不足しがちなビタミンやミネラル、アミノ酸などを補う食品やハーブなど、からだによい効果をもたらそうとしてとる食品をさします。

結論からいえば、サプリメントで大腸がんの再発予防ができるという科学的根拠はありません。健康維持の面ではよいサプリメントもあるようですが、がんの再発防止に有効という医学的データは現在ありません。

一般に「がんに効く」といわれるサプリメントでも、有効性や安全性の科学的根拠が示されていないものが少なくありません。

サプリメントに含まれる成分によっては、薬との飲み合わせに注意が必要なものもあります。

たとえば、大腸がんの治療薬ではありませんがレチノイドという抗がん剤は、ビタミンAを多く含むサプリメントと併用するとビタミンA過剰症やレチノイド症候群（水分貯留や肺炎など）を起こす恐れもあり、危険なことがわかっています。

サプリメントをとりたい場合は、念のため医師に相談してみてください。

大腸がんの再発を防ぐため日常生活で特別に注意することは？

A　再発は、生活の注意で防げるものではなく、最初にかかった大腸がんのがん細胞が一つでも目に見えない姿で体内に存在していれば起こります。手術では目に見えないがんも取りきるため病巣周辺を多めに切除しますが、実際に完全に取りきれたかは、どうしてもわからないことがあります。また、がん細胞が血管内に入り血液中を浮遊して肝臓や肺に転移することもあります。

したがって、再発防止の注意というより、再発してもいち早く気づいて治療を受けることのほうが大切です。そのためには、本書でくり返し述べているとおり、五年間は術後の定期検査を欠かさないことが最も重要です。

どのくらいの期間再発がなければ完治といえる？

A　とりあえず術後五年間再発がなければ完治と考えてよいでしょう。再発した人の約九五％が術後五年以内に再発の診断を受けています。それ以降に再発の診断を受けた人もいますが、わずかです。五年間問題がなければＯＫというわけです。再発し、切除可能な状態で手術を受けた場合は、そこからまた新たな五年間がスタートすると考えてください。

ストーマケアがうまくできない。どうしたらいい？

A　ストーマの患者さんには、手術直後からストーマとどのように生活していくかの指導が行なわれます。最初のうちは誰でもとまどいますが、看護師などに教えてもらい、何度か行なううちに慣れてくるので、あせらないことです。

どうしてもわからないこと、できないことがあれば、ストーマ外来で相談するとよいでしょう。患者の会に参加し、実際にケアを行なっているストーマの先輩に話を聞くのもよい方法です。

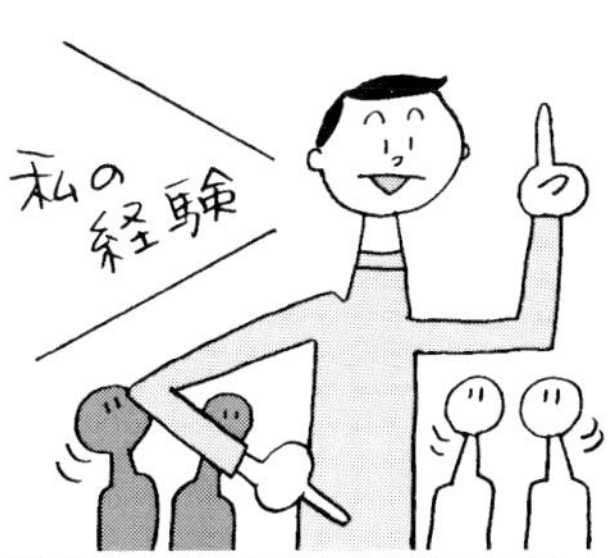

経験談を聞くのも参考になる

ストーマがあるが、海外旅行に行っても大丈夫？

A 基本的に、体調がよくストーマのケアがきちんとできているのであれば、どこへでも旅行に行ってかまいません。第3章でもふれましたが、旅行のときはストーマ装具の予備などを少し多めに持って行くとよいでしょう。旅先でのストーマ装具の破損や不足が心配な場合は、日本オストミー協会などを通じて国際オストミー協会に連絡できるようにしておくと安心です。

ただし、飛行機に乗るときは、手荷物品の持ち込みに注意してください。手荷物にもストーマ装具の予備を一組入れておくと安心ですが、ストーマの面板（フランジ）をカットするハサミやカッターは刃物なので、機内に持ち込むときはあらかじめ申告して預ける決まりになっています。面板の孔《あな》は事前にカットしておくとよいでしょう。

飛行機に乗る前には、トイレに行って便を捨て、余分な空気を抜いておきましょう。飛行機に乗ると、気圧の変化によって離陸時などにストーマ袋がふくらむことがあるので注意が必要です。装具の種類によってはガス抜きフィルターをつけることでふくらむのを防ぐことができます。

また、機内では、もしもに備えてできるだけトイレに近い座席にしてもらうとよいでしょう。身体障害者手帳を提示するか人工肛門《こうもん》があることを説明すると、優先的にトイレの近くの座席を選ばせてもらえます。

洗腸排便法を行なっている人は、旅行先の水道の衛生面についても事前に調べておきましょう。衛生的にあまりよくない地域では、ミネラルウォーターを使用するとよいでしょう。

今使用中のストーマ装具が合わなくなることはある？

A 手術直後のむくみがとれてくると、ストーマ自体が小さくなることがあります。

したがって退院後は、ときどきは面板の穴の大きさをチェックする必要があります。また、ストーマの大きさ自体に変化はなくても、ストーマの造設後、時間がたつにつれておなかまわりの皮膚の状態も変わってくるので、多少の調整が必要になります。皮膚のシワや、よくするからだの動きなどによっても違ってきます。装具が合わないと、便の漏れやにおいの原因になることがあります。

　このようなときは遠慮せずストーマ外来に相談してください。

　ストーマケア用品の中には、ストーマ周辺の皮膚のへこみやたるみ、しわなどを補正するケア用品があります（↓P71）。それらで凹凸を埋めて面板を貼るようにすると、うまく調整できます。

　そのほか、たとえば急に太ったりやせたりしたときも、それまで使用中の装具がフィットしなくなることがあります。全身の健康管理と体重管理も大切です。

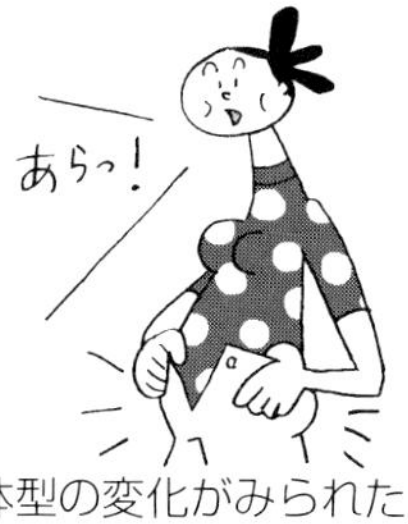

体型の変化がみられたら装具のサイズも確認を

ストーマがあっても温泉に入れる?

A　お風呂と同じように、ほとんど問題ありません。ストーマをカバーしないで浴槽に入っても、お湯がストーマから進入することはありません。ただし、ストーマは粘膜の一部なのでデリケートです。酸の強い泉質の温泉では、ストーマ周囲の皮膚がヒリヒリと痛むことがあるので注意してください。また、熱すぎる湯はストーマがやけどしてしまう心配もあるので、お湯の温度に気をつけましょう。

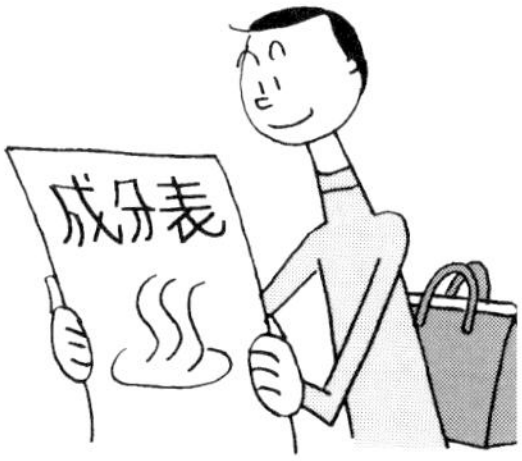

温泉の成分と温度に気をつけて入浴を楽しもう

　ストーマ装具が気になる場合は、装具が目立たないように、袋部分を小さくたたんでベルトやテープで固定して入るとよいでしょう。ストーマを目立たなくする肌色タイプのストーマ装具や浴用キャップといった便利なものもあります（↓P71）。ミニパウチという小さくて目立たない装具もあります。

　温泉は共同浴場の形式がほとんどです。たとえ装具をしていても便が出たらと心配な人は、食後一～二時間以内は便が出やすいので避けるようにし、排便の少ない時間帯に入るとよいでしょう。

おならや便のにおいが気になる。どうすればいい?

A 手術後、おならや便のにおいが以前より強くなったと感じる患者さんが多いようです。腸内環境が変わるためなので異常ではありません。気になる場合は、食事のさいP81・83に示したような便のにおいの強くなりやすい食品、ガスの出やすい食品を少なめにしてみてください。

最近は、緑茶成分などを利用して便のにおいを抑えようとするサプリメントなどもありますが、効果には個人差があり、これで解決できるかどうかはわかりません。

トイレの使用後に残るにおいが気になるなら、消臭スプレーを持ち歩くことで解決できる場合も少なくありません。

消臭スプレーには、においを分解する作用のものなどもあり、排泄介護の現場でも実際に使われるなど、よいものもあるようです。薬局・薬店などで聞いてみるとよいでしょう。

一時的につくられたストーマはその後どうなる?

A 肛門《こうもん》を切除する手術を受けた場合以外にも、術後の治療を段階的に進めるため一時的に人工肛門(ストーマ)が造設される場合があります。たとえば、下部直腸がんで結腸と肛門のすぐそばをつないだ場合や、腸管のつなぎ目(吻合《ふんごう》部)に縫合不全が起きた場合などです。肛門のすぐ近くで下部直腸を切り離してS状結腸と肛門をつなぐと、その吻合部がしっかりつながるまで、肛門からの排便を休ませる必要があります。吻合部の縫合不全が治っても、同じように便の通過を休ませて治療することがあります。

これら一時的なストーマでは、おなかに二つの孔《あな》(人工肛門)があけられます。一つは便を排泄するための孔《あな》で、もう一つはこの手術でつなぎ目のできた側(便の通過を休ませる側)の腸管から腸管粘液などの分泌液を

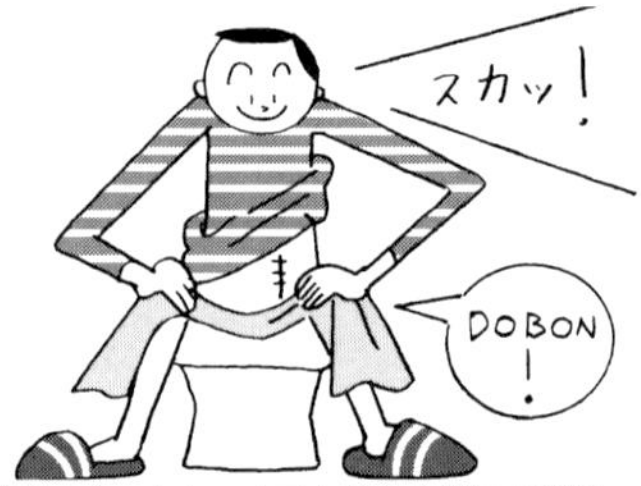

一時的なストーマを再手術で閉鎖すると、肛門からの排便が可能に

直腸がんの術後の勃起障害にバイアグラは効く？

A　直腸がんの切除手術で、勃起《ぼっき》をつかさどる自律神経まで切除した場合はどんな薬も効きません。しかし、自律神経が温存されていれば効く可能性があります。

最近はバイアグラ（一般名・シルデナフィルクエン酸塩製剤）のほかにもタダラフィル製剤、バルデナフィル塩酸塩水和物製剤などのED（勃起不全）治療薬が開発されています。これらの薬は使用に注意が必要なこともあるので、必ず医師の処方を受けて使用してください。

バイアグラは狭心症や心筋梗塞《こうそく》の治療薬と同時に用いることはできません。心臓血管系の病気のある人が使用すると、重い副作用があらわれる恐れもあります。

最近は、ED治療薬を薬局でもらうことを恥ずかしがり、インターネットの輸入通販などを利用しようとする人もいるようです。しかし、それでは薬の使用量の管理や服用中の健康管理ができません。EDの薬に限らずどんな薬を使うときでも、医師に相談し、正しい処方を受けてください。

排泄できるようにする孔です。数か月後に再手術し、ストーマを形成していた腸管の一部をつなぎ直し、おなかの孔を閉鎖すれば、もとの肛門からの自然な排便が可能になります。それまでは、排泄物の処理などのストーマケアを自分でする必要があります。

放射線治療で新たにがんが発生する心配はない？

A　大腸がんの脳転移の治療や、骨転移の痛みの緩和などでは、放射線治療が行なわれることがあります。

たしかに放射線には発がん性があることが認められおり、放射線治療後、照射部分にがんができることもあります。放射線の照射で生じた正常細胞の傷が一〇年以上経過したあとに遺伝子の変異をまねき、大腸がんやその転移とは異なるタイプのがんを誘発するのです。

とはいえ、放射線による二次発がんの発生率は一〇〇〇人に一人程度ときわめて低いものです。あまり心配しなくてもよいでしょう。

大腸がんの手術後、妊娠・出産にどんな影響がある？

A 骨盤内の自律神経も温存されているのであれば、生殖能力そのものには影響がないと考えられます。

男性で勃起《ぼっき》不全がなく射精にも問題がなければ、性交も可能で、パートナーの妊娠も期待できます。女性は、卵巣や子宮・膣などの性器が機能していれば、性交も妊娠も可能と考えられます。

ただし、抗がん剤の使用中は妊娠・出産を避けたほうがよいとされています。これは、抗がん剤の副作用として胎児の催《さい》奇形《きけい》性という問題があるからです。催奇形性とは、胎児の器官形成において薬物使用により奇形が起こりやすくなるということです。胎児の安全のため、抗がん剤の使用中は避妊が必要となります。

また、開腹手術を受けた場合は、おなかの皮膚を守るため一定期間は妊娠によっておなかが大きくならないよう注意する必要もあります。それでも術後一年以上たてば皮膚も伸展しやすくなるので、問題ないと考えられます。ストーマが造設された場合も同様です。

大腸がんの手術後にできたポリープはがんになりやすい？

A 大腸にできたポリープは、すべてががんになるわけではありませんが、一般に、大きめの大腸ポリープには注意が必要です。

五㎜を超える大腸ポリープはがん化する確率が少し高まります。一㎝を超えた場合、およそ三割が、がん化するといわれています。このようながん化の可能性の高いポリープは、積極的に切除する必要があります。

一㎝に満たない小さなポリープは積極的に切除せず、経過観察することも多いですが、一年以内に大きくなってくるようであれば、がん化の可能性があるとみなして切除が行なわれます。

また、一度大腸がん手術を受けたことのある人は、そうでない一般の人と比べて再びがんになる可能性が高まります。一般の人が経過観察とされるような小さなポリープでも、大腸がん手術後の人では内視鏡でポリープ表面の状態をよく観察し、場合によっては切除して、組織検査でがん細胞がないかどうか確かめるのが普通です。

家族も同じがんになるのではと心配。大腸がんは遺伝する？

A　大腸がんには、遺伝的に発生しているものもあります。家族性大腸ポリポーシスと遺伝性非ポリープ性大腸がんと呼ばれるものです。それ以外の遺伝的な大腸がんの発生因子はまだ見つかっていません。

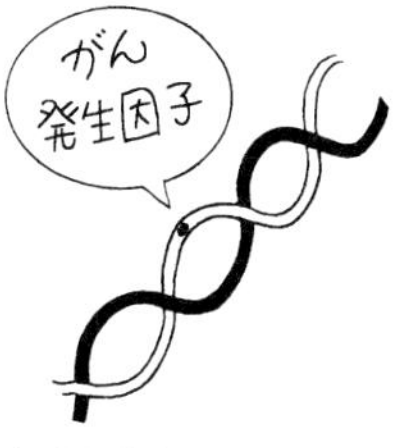

遺伝子診断で発生因子がわかるものもある

家族性大腸ポリポーシスは、大腸に多数のポリープが発生し、放置すると必ずがんに移行します。一方、遺伝性非ポリープ性大腸がんは、ポリープの多発はありません。

家族性大腸ポリポーシスも遺伝性非ポリープ性大腸がんも、男女の性別に関係なく、親から子へと遺伝する常染色体上の遺伝子に関係して発症します。とはいえ、遺伝性の大腸がんはそれほど頻度が高くはなく、大腸がん全体の数パーセント程度にすぎません。

これらのがんの一部では、原因となる遺伝子の異常がどのようなものか明らかにされているため、遺伝子を調べることで、遺伝性の大腸がんなのか診断することも可能です。

医療機関によっては発病前の遺伝子診断を実施しているところもあります。自分が家族性大腸ポリポーシスか遺伝性非ポリープ性大腸がんだとわかっていてどうしても不安だという人は、医師と相談し、お子さんに遺伝子診断を受けてもらうという方法もあります。

糖尿病などの持病があるが、抗がん剤治療を受けていい？

A　術後の補助療法や再発・転移した場合の治療法で抗がん剤が用いられるのは、「がんの進行を抑えて生存率・延命効果を高める」というメリットが期待できるからです。

しかし、糖尿病や高血圧症、腎臓病などの持病がある場合、薬によっては副作用が強まってしまうといったデメリットもあらわれます。また、持病の管理が思わしくなく全身状態が悪化しているときは、抗がん剤治療を続けることができません。抗がん剤を使用するメリットとデメリットをよく考えることが必要です。

手術後にすすめられた抗がん剤治療は受けなければいけない？

A　まず、医師がどのような目的で抗がん剤治療をすすめているのか、その治療のメリットは何か、副作用などのデメリットはあるか、よく説明を聞くことが大切です。そのうえで患者さんが納得できれば、すすめられた治療を受けてよいと思われます。納得できない場合は、ほかの選択肢があるかどうか、医師とよく話し合ってみてください。

　大腸がんの手術後に抗がん剤治療がすすめられるのは、ほとんどの場合、再発リスクが高い患者さんに対してです。たとえば、ステージⅡ期の結腸がんでも、再発の危険性が高い要因があれば、切除手術後に抗がん剤治療がすすめられます。これは、病巣周囲を広範囲に切除しても、浸潤《しんじゅん》によって目に見えないがん細胞が体内のどこかへ運ばれている可能性が否定できないからです。そこで抗がん剤を用いて、体内のどこかに潜んでいるかもしれないがん細胞の増殖を抑えます。

　術後の抗がん剤治療の多くはこのような目的で行なわれるので、その意義をよく理解して治療に臨んでください。

　ただし、患者さんの全身状態がよくない場合は、抗がん剤の副作用が重くなってしまい、治療によるメリットより副作用によるデメリットが上回ってしまうこともあります。そのような場合にも治療を受け入れるかどうかは、患者さんと家族の希望によります。

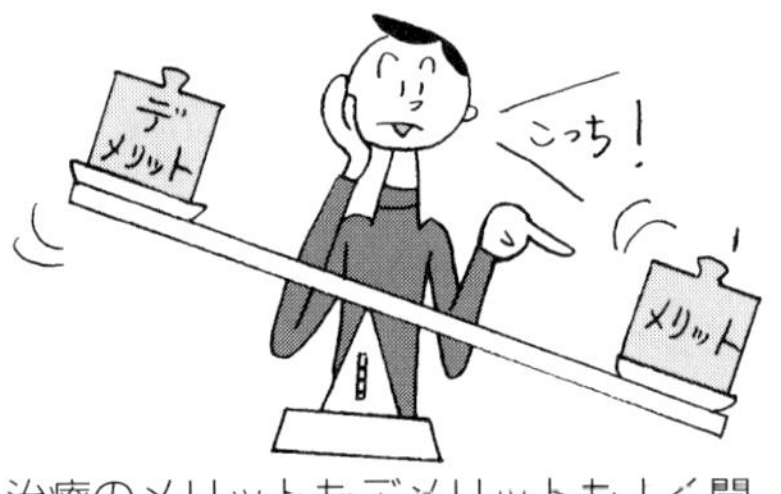

治療のメリットもデメリットもよく聞いたうえで選択するとよい

治験への参加をすすめられたら、受けるべき？

A　治験とは治療試験の略で、新薬の臨床試験ともいいます（→P152）。

　医学の進歩はまさに日進月歩なので、がんの治療についても、さまざまな抗がん剤の治験が行なわれています。

　ただし、医師が治験への参加をすすめてくれる

副作用のない抗がん剤はない？

A 抗がん剤は、がん細胞を攻撃して増殖を抑えたり死滅させたりする薬です。がん細胞だけを選んで作用するのは難しく、どうしても正常な細胞にまで作用してしまうことがあり、それが副作用となってしまうのです。

がん細胞だけを選んでピンポイントで攻撃するタイプの抗がん剤の研究も進められているようですが、まだ多くはありません。

ただ、最近は副作用の症状を抑えたりやわらげたりする薬も増え、副作用対策も進歩しています。副作用があらわれたときは医師に報告し、つらい症状があれば緩和対策をとってもらうとよいでしょう。副作用をきちんと観察して報告しておけば、重い副作用があらわれた場合、すぐに抗がん剤の使用を中止するなどの処置をとってもらえます。

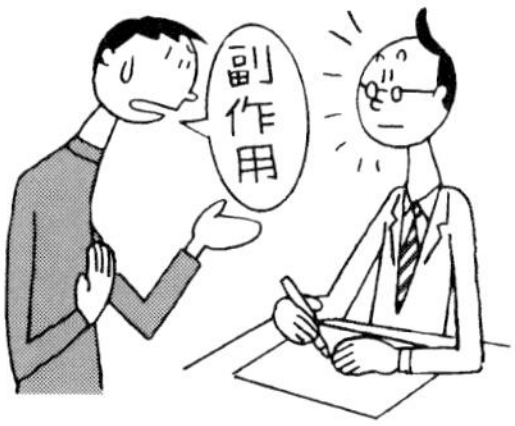

副作用緩和の治療も進歩。困ったときは医師に相談を

のは、現在ある他の薬では十分な効果がなく、その新薬なら何らかの効果が期待されると考えられる患者さんに限られます。

海外では承認されているのに、日本では未承認で保険が適用されない高価な抗がん剤が、やっと国内でも治験段階になった――という場合などは、治験参加はその新薬を試せるチャンスと考えることもできます。実際の効果は未知数ですが、少しでも可能性が考えられることをメリットととらえるなら、治験参加を受けるのもよいでしょう。

しかし、発売前の新薬なので、十分な治療効果が得られるかはわかりません。副作用があらわれるかもしれないというデメリットもあります。これといった効果がなく、重い副作用だけがあらわれることも考えられます。

治験参加を決める前には、どんなメリットとデメリットがあるか医師によく話を聞き、自分でもよく考えてみて納得したうえで決定してください。

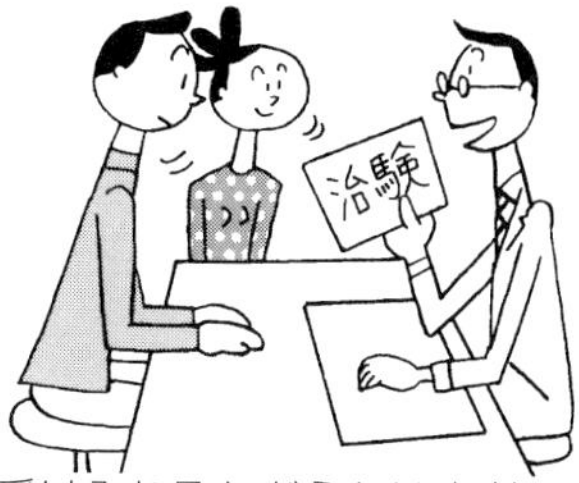

受け入れるかどうかは患者さん自身がよく考えて決めること

新しい抗がん剤のアバスチンが注目されているのはなぜ?

A アバスチンというのは薬の商品名で、一般名はベバシズマブといいます。二〇〇七年に健康保険適用となった分子標的治療薬であり、その作用のしくみが特徴的なことから注目を集めているようです。

がん細胞は、増殖してみずからの病巣を大きくしようとするとき、栄養分や酸素をたくさん取り込もうとして新しい専用の血管を張り巡らそうとする性質をもっています。ところがベバシズマブには、こうした血管の新生を阻害してがんの成長を抑える作用があるのです。

また、ベバシズマブは、がん細胞が出すＶＥＧＦ（血管内皮増殖因子）を阻害して、それ以上新しい血管がつくられないようにし、血管を正常化します。このような作用の抗がん剤を血管新生阻害剤といいます。

ベバシズマブは大腸がんの再発治療のさい、他の抗がん剤と組み合わせて用いられます。ベバシズマブによって血管が正常化されると、組み合わせた抗がん剤が病巣に到達しやすくなり、効果が高められるからです。

なお、ベバシズマブのあとに国内承認されたセツキシマブ（二〇〇八年）とパニツムマブ（二〇一〇年）は、がん細胞の増殖に関係する特定の分子ＥＧＦＲ（上皮成長因子受容体）を攻撃してがんの進行を抑えます。いずれも大腸がんの最新治療薬として単独使用または他の抗がん剤と併用されることがあります。

痛みをやわらげる治療には飲み薬のほかにどんなものがある?

A 第5章の終わりに少しだけふれましたが、がんの痛みの治療にはモルヒネなどのオピオイド（医療用麻薬）が用いられます。内服薬と皮膚に貼る貼付《ちょうふ》薬、座薬、注射薬、持続点滴などがあります。

貼付薬は、胸などの皮膚に貼っておくとそこから薬の成分が体内に入り、痛みをやわらげるものです。フェンタニルという強オピオイド（麻薬性鎮痛薬）は、通常三日（七二時間）ごとに貼り替えて使用します。自分で簡単に貼ることができ、鎮痛効果が長時間持続するという長所がありま

大腸がんの手術後に代替療法を試してみていい？

A 代替療法とは、手術や抗がん剤による化学療法、放射線療法などの一般的ながんの治療法以外の方法で、治療を補完しようとするものです。どんなものが行なわれているかというと、鍼灸《しんきゅう》などの東洋医学的なものや、精神療法、健康食品・サプリメントなどさまざまです。

しかし、それらによってがんが小さくなったり治ったりしたという医学的データは皆無で、代替療法の科学的根拠は証明されていません。

ただし、このような代替療法のなかには、それを行なうことで患者さん本人が精神的な安心感を得られるというメリットが生じる場合もあります。

ところが逆に、本人は満足しても、体調の悪化を招いて治療に悪影響を及ぼしてしまうものもあります。たとえば、特定の食品だけを多くとるというような無理な代替療法は、栄養バランスが悪く、体調をくずします。

どんな代替療法を試すかによって治療への影響は異なり、メリットやデメリットが生じます。代替療法を試したいときはまず、主治医の意見を聞いて、十分に検討してください。

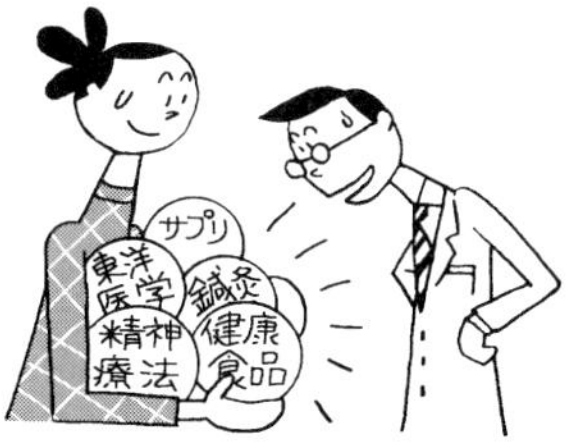

治療への影響が心配なものもあるので、念のため医師に相談を

す。麻薬性の薬といっても、正しく使用すれば中毒の心配はありません。

また、痛みを感じる神経を遮断する神経ブロック療法がとられることもあります。これは、緩和ケアを専門とする麻酔医によって行なわれる、痛みの緩和効果が高い方法です。

神経ブロック療法の一つである硬膜《こうまく》外ブロック療法は、脊髄《せきずい》の硬膜外腔《くう》に麻酔薬を注入して神経をブロックします。これは、がんが骨盤や骨盤内臓器などに転移した強い痛みに対して用いられることがあります。

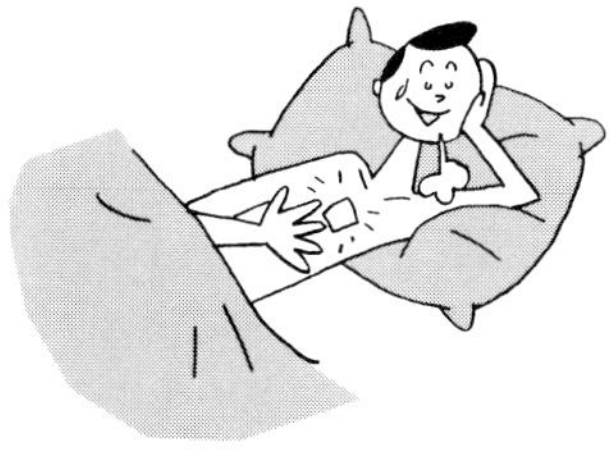
貼り薬は胸などに自分で貼ることができ、効果が長時間継続

大腸がん手術後の生活に役立つ

情報ファイル

※情報は2015年8月現在のものです

●●●大腸がんの基本情報●●●

JSCCR 大腸癌研究会

〒102-0075　東京都千代田区三番町2　三番町KSビル
TEL：03-3263-8697　FAX：03-3263-8687
ホームページ　http://www.jsccr.jp/

大腸がん研究を行ない、その診断や治療の進歩をはかることを目的とする会。大腸がんの基本情報や治療の基礎知識などをホームページで閲覧できる。

日本対がん協会

〒100-0006　東京都千代田区有楽町2-5-1 有楽町マリオン13F
TEL：03-5218-4771　FAX：03-5222-6700
ホームページ　http://www.jcancer.jp/

国内のがん研究や治療の主導的な立場にある国立がんセンターや、財団法人癌研究会および同付属病院などと緊密な連携を保ちながら活動をしている。がんに関する相談も受け付けている。

がん・感染症センター都立駒込病院

〒113-8677　東京都文京区本駒込3-18-22
TEL：03-3823-2101（代表）　FAX：03-3823-5433
ホームページ　http://www.cick.jp/

厚生労働省から「都道府県がん診療連携拠点病院」の指定を受け、地域の医療機関との緊密な連携にも努めている。ホームページからは、がんや感染症の先進的な治療、臨床試験への協力情報も閲覧できる。

市民のためのがん治療の会

ホームページ　http://www.com-info.org/

患者が最良の治療法を選ぶためのサポートと情報公開を推進する会。会員になるとFAXやメールでセカンドオピニオンを求めることもできる。ホームページも治療体験談や用語集などがあり充実している。

国立がん研究センター

築地キャンパス住所：〒104-0045　東京都中央区築地5-1-1
TEL：03-3542-2511（代表）　FAX：03-3545-3567
ホームページ　http://www.ncc.go.jp/jp/
がん情報サービス　http://ganjoho.jp/public/

国内のがん研究、研修、情報収集などの中心的な役割を果たしている。がん情報サービスのホームページは、がんのさまざまな情報が得られる。セカンドオピニオンなどを得たいときは、このホームページの病院検索が便利。

がん研究会有明病院

〒135-8550　東京都江東区有明3-8-31（臨海副都心）
TEL：03-3520-0111（大代表）　FAX：03-3520-0141
ホームページ　http://www.jfcr.or.jp/
がんに関する情報　http://www.jfcr.or.jp/cancer/index.html

国立がんセンターと並んで国内のがん研究、研修、情報収集などの中心的な役割を果たしている。がんに関する情報のホームページでは術後生活のアドバイスも見られる。

日本医薬情報センター

〒150-0002　東京都渋谷区渋谷2-12-15　長井記念館
TEL：03-5466-1811　FAX：03-5466-1814
ホームページ　http://www.japic.or.jp/

国内外の医薬品に関する臨床的に有用な情報を収集・処理・提供することによって、薬剤の臨床使用の適正化を通じて製薬と医療の間のかけ橋の役目を果たすことを目的に設立された公益法人。ホームページで新薬の情報や臨床試験の情報も得られる。

がん研究振興財団

〒104-0045　東京都中央区築地5-1-1 国際研究交流会館内
TEL：03-3543-0332　FAX：03-3546-7826
ホームページ　http://www.fpcr.or.jp/

がんの征圧をめざして活動する団体。ホームページではがんに関する啓蒙活動の講演情報や、治療情報などが得られる。

がんサポート

ホームページ　http://gansupport.jp/

がん医療に関する広範囲の情報が閲覧できる便利なサイト。最新の治療情報や全国のがん患者会のリストとその活動内容についても紹介している。

大腸がんを生きるガイド

ホームページ　http://cancernavi.nikkeibp.co.jp/daicho/

大腸がんが心配な人からすでに治療を受けた人まで、多くの人に役立つ情報が得られる。抗がん剤情報や製薬会社などのページへもリンクしている。

●●●患者の会・オストメイト情報●●●

日本オストミー協会

〒124-0023　東京都葛飾区東新小岩1-1-1 トラスト新小岩901号
TEL：03-5670-7681　FAX：03-5670-7682
ホームページ　http://www.joa-net.org/index.html

人工肛門（ストーマ）の造設術を受けた患者さん（オストメイト）同士の情報交換や交流をはかる全国的な組織。ホームページは全国各地のオストメイトの会や関係団体の連絡先にリンクしており、人工肛門とうまくつき合っていくために必要なさまざまな情報が得られる。

IOA（International Ostomy Association）国際オストミー協会

ホームページ　http://www.ostomyinternational.org/

日本オストミー協会をはじめ世界74か国のオストミー団体が加盟している国際団体で、オストメイトの情報交換ができる。オストメイトが海外旅行などで困ったときの問い合わせ先として知っておくと便利（ホームページはすべて英文）。

若い女性オストメイトの会「ブーケ」

ホームページ　http://www.bouquet-v.com/index.html

若い女性オストメイトの悩み相談や情報交換、交流を目的とした会。会員になりたい場合は上記のホームページからアクセスを。

オストメイトJP

ホームページ　http://www.ostomate.jp/

オストメイトの外出時に便利なオストメイト対応トイレの情報が見られるサイト。オストメイト対応トイレが設置してある日本全国の施設名と住所、電話番号、利用可能時間のほか、設置階数や温水機能の有無などの情報を掲載している。

●●●がんの痛みに関する情報●●●

緩和ケア.net

ホームページ　http://www.kanwacare.net/

「緩和ケアは死を待つだけのあきらめの医療」などといった誤った考え方を改め、「緩和ケア」の正しい知識を持つことを目的とした普及啓発事業を推進。がんの痛みをやわらげる緩和ケアに関連する情報を提供。

がんの痛みネット

ホームページ　http://www.itaminai.net/

がんの痛みに関する緩和ケア情報サイト。痛みの起こるわけや治療方法などの情報提供のほか、緩和ケアを行なっている医療機関のリストにもリンクしている。

日本ホスピス緩和ケア協会

事務局住所：〒259-0151　神奈川県足柄上郡中井町井ノ口1000-1
ピースハウスホスピス教育研究所内
TEL：0465-80-1381　FAX：0465-80-1382
ホームページ　http://www.hpcj.org/index.html

全国のホスピス・緩和ケア病棟の連絡団体。ホスピス・緩和ケアに関する総合的な情報提供を行なっている。

●●●在宅医療の情報●●●

末期がんの方の在宅ケアデータベース

ホームページ　http://www.homehospice.jp/

日本在宅ホスピス協会が運営する、在宅医療・ケアを行なう全国の医療機関のデータベース。最寄りの診療所や病院を検索でき、往診や訪問看護などを含め、在宅療養に必要な医療サービスを調べることができる。

ま

や・ら・わ

な

は

た

さ

か

さくいん

あ

参考文献

『大腸癌治療ガイドライン』（大腸癌研究会）
『大腸癌治療ガイドラインの解説 2009年版』（金原出版）
『NHKきょうの健康 Q&A 患者さんの疑問に答える「胃がん」「肺がん」「乳がん」「大腸がん」』（アスコム）
『NHKここが聞きたい！名医にQ　大腸がん』（NHK出版）
『NHKきょうの健康（2007年11月号）』（NHK出版）
『「がん」の医学百科』（主婦と生活社）
『Ｑ＆Ａ知っておきたい大腸がん質問箱106』（メディカルレビュー社）
『がんが転移・再発したときすぐに知りたいＱ＆Ａ』（学習研究社）
『大腸がんがわかる本』（法研）
『Ｑ＆Ａ大腸の病気』『胃・腸を手術した人の食事』（保健同人社）
『心配しないでいいですよ 再発・転移大腸がん』（真興交易㈱医書出版部）
『やさしい腸の手術後の自己管理』（医薬ジャーナル社）

カバー・本文デザイン／宮嶋まさ代

カバーイラスト／日の友太

編集／黒坂　潔　　木村芳世

編集協力／㈱章英館　成田　潔　　遠藤よしえ　　高橋淳一

本文レイアウト・DTP／木村光春

本文イラスト／原田敬子

大腸がん手術後の生活読本

著　者　高橋慶一《たかはしけいいち》
発行者　永田智之
印刷所　太陽印刷工業株式会社
製本所　株式会社若林製本工場
発行所　株式会社　主婦と生活社
〒104-8357　東京都中央区京橋3-5-7
販売部……TEL 03-3563-5121
編集部……TEL 03-3563-5129
生産部……TEL 03-3563-5125
http://www.shufu.co.jp

ISBN978-4-391-13713-2